周りに気を遣ってぐったり、
いやみを言われてイライラ…

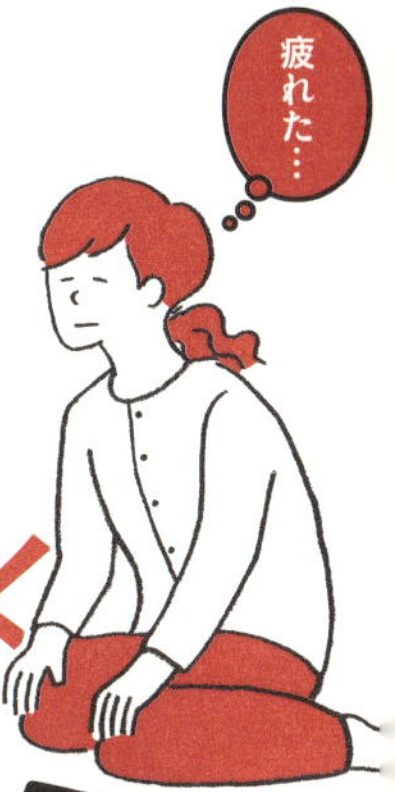


毎日の
精神的な疲労に効く

# 疲れたら
# 休むより動け！

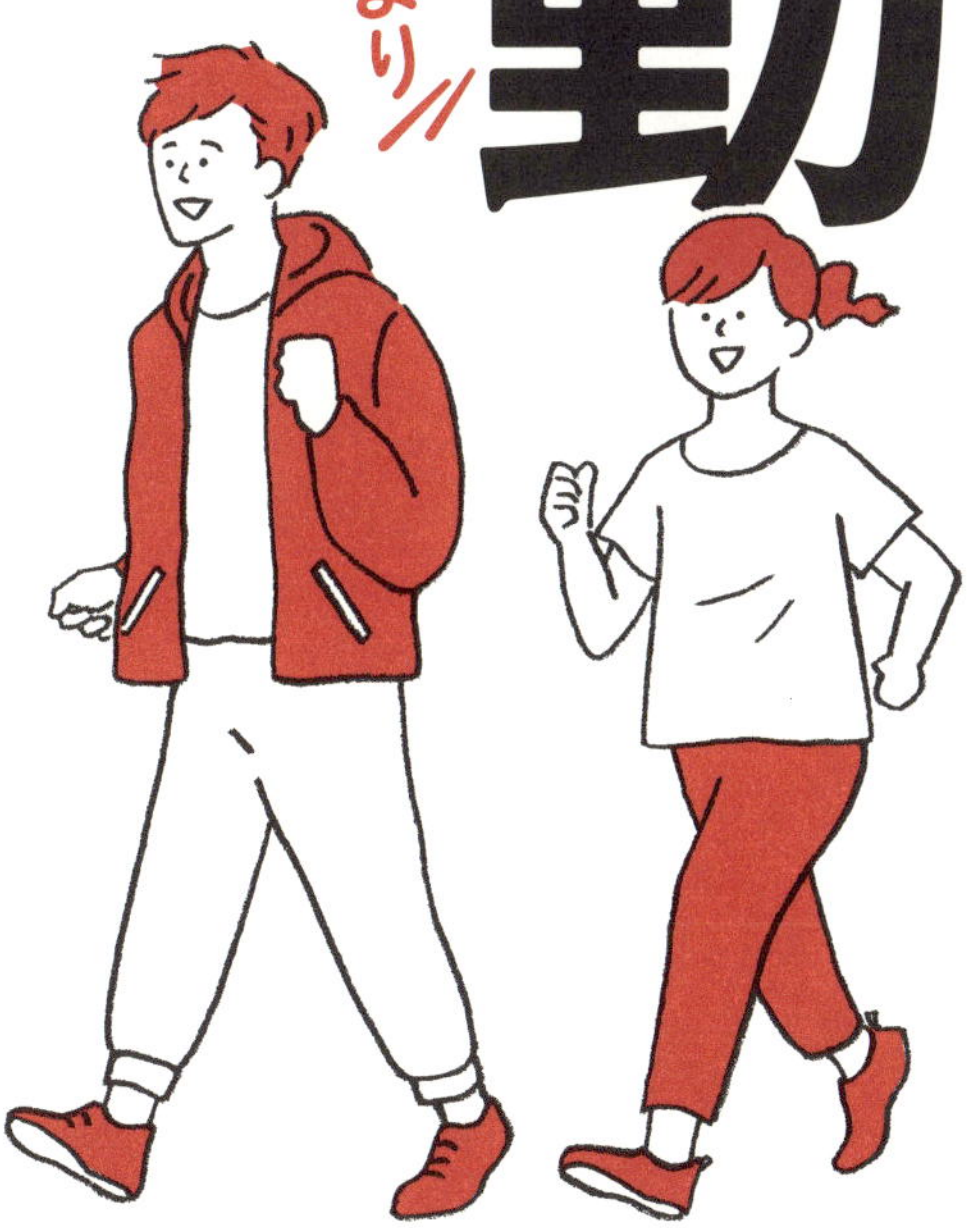

順天堂大学医学部教授
小林弘幸
Hiroyuki Kobayashi

CROSSMEDIA PUBLISHING

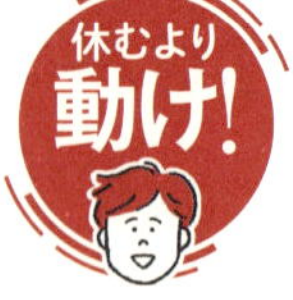


# はじめに

## みんな、精神的に疲れている

仕事に追われるビジネスパーソンも、家事や子育て、介護に忙しい主婦の皆さんも、誰もが何らかの「疲れ」を感じているのではないでしょうか。

私のいる医療の現場を見回してみても、医師や看護師、事務のスタッフも含め、**疲れていない人間は誰もいません**。

あなたも、私も、皆さんも、「疲れているけど、なんとか笑顔でがんばっています」というのが本音ではないでしょうか。

そんなムードが広がったこともあってか、日本では働き方改革が始まり、職場では残業を減らすよう号令がかかり、休日を増やす施策が行われています。それ自体は歓迎できる変化です。

**でも、ここで多くの人が大きな勘違いをしています。**

「自由な時間が増えた。休日が増えた。疲れた体を休ませよう！」と、ぐったりごろごろ休んでしまっているのです。

じつは、疲れを感じているときに、ごろごろ体を休めてはいけません。疲労感が増し、抱えている疲れが慢性的なものに変化してしまうからです。

では、どうするのが正解なのか？

**答えは、疲れたときほど、動くこと。**

疲れが取れる魔法のキーワードは、「疲れたら、動け！」です。

なぜ、「休む」ではなく、「動く」のか。

それは私たち日本人の疲労のパターンに合った対処法だからです。

日本人が感じている疲れの特徴は、人間関係や仕事のプレッシャー、責任感などからくる**精神的な疲労の蓄積にあります**。そして、気疲れを体の疲れのように感じてしまう。これが生真面目な人の多い日本人ゆえの疲労パターンです。

# どこが疲れているのかわからない

例えば、あなたはこう聞かれたとき、なんと答えるでしょうか?

「あなたは何に疲れているのですか?」

「ここのところ、仕事が忙しくて」「残業続きで」「家族の介護で生活のリズムがズレてしまって」「疲れすぎているのか、眠りが浅くてますます疲れています」「季節の変わり目は、

# はじめに

毎年、なんだかしんどくなります」

状況はさまざまでも、イメージとしては**体の疲れを思い浮かべている**と思います。

しかし、そこで「では、体のどこが疲れているのですか?」と聞かれると、「なんとなくだるい」「起きるのが億劫」「寝覚めが悪い」など、答えが曖昧なものになっていきます。

**疲れている実感はあるのだけれど、「どこが?」と突き詰めていくと、具体的な体の疲れとしては表現しにくいのです。**

「重い」「だるい」「しんどい」という言葉を並べても、すべてを言い表せている感覚にはならず、何かしっくりこない……。そんなモヤモヤがつきまといます。

これが頭痛ならば「頭が痛い」、便秘ならば「お腹が張って苦しい」、運動後の筋肉痛ならば、「太ももの筋肉が痛い」など、患部と症状をしっかりと言い表すことができます。そして、患部と症状が明確な場合、対処法も明らかです。

ところが、**「疲れ」はぼんやりと全身に倦怠感をもたらすものの、何をどうするとすっきりするのかがよくわかりません。**マッサージを受ければ楽になりますが、その効果は一時的。お酒を飲んで発散したはずが、翌日はますます体が重くなるという経験のある人は少なくないでしょう。

こうした「どうしたらいいのかよくわからない」というモヤモヤが、ますます「疲れ」を助長するという負のスパイラルに入ってしまうこともあります。

かといって、「疲れ」の理由として思い当たる事柄を手放すのも現実的ではありません。「仕事を辞めることはできないし」、「介護を放り出すわけにもいかないし」、「子育ては毎日続くし」、「眠っても疲れは取れないし」、「季節の変わり目は毎年やってくるものだし」……と。

こうした「疲れ」は慢性的なものとして、諦めてしまうべきなのでしょうか。

安心してください。そんなことはありません。

あなたが背負い込んでいる「疲れ」には、きちんとした理由があり、対処法があります。

じつは、**あなたが感じている「疲れ」は肉体的な疲労以上に、自律神経の乱れからくるものなのです。**

仕事や介護から感じるストレス、睡眠環境の悪化や気温や湿度の変化によって自律神経のバランスが崩れたとき、わたしたちは「なんだかだるい」「体が重い」「気持ちが晴れない」といった「精神的な疲労」に悩むようになります。

裏を返せば、自律神経のバランスを整える方法を知り、習慣化していくことで爽快な日々を手に入れることができます。その方法こそが、**じっと動かずに休むのではなく、自ら「動く」ことなのです。**

# 木曜日がもっとも疲れている理由

元々、私は外科の中でも腸管や肝臓を専門としていたため、それらの臓器をコントロールしている自律神経に深い関心を持っていました。また、「なぜ、人には心身の好不調の波があるのだろう?」という疑問もあり、30代でのイギリス留学から帰国した後、本格的に自律神経の研究を始めたのです。以来、20年以上経ちました。

# はじめに

**自律神経は、内臓器官のすべて、とりわけ血管をコントロールしている神経です。**

「動け！」と気合いを入れずとも心臓が動き、全身に血液が巡り、「吸って吐く！」と意識せずとも呼吸できるのは、自律神経が働き、生命活動を支えてくれているからです。

これだけ重要な働きをしてくれているにもかかわらず、私が研究を始めた当時、本格的な研究があまりなされていませんでした。その原因の1つは、自律神経の働きを計測することが簡単ではなかったからです。

それが近年、誰もが目に見える数値として計測できる機械が開発され、自律神経に関する研究は飛躍的に進めやすくなりました。私のいる順天堂大学の研究チームでは、24時間、手軽に計測可能な装置を企業と共同開発し、あらゆる年代の方々のデータを収集しています。

すると、**「疲れ」と「自律神経の乱れ」が深く関わっていることがわかったのです。**

例えば、ビジネスパーソンを中心に計測したデータからは、**1週間のうち木曜日にもっとも自律神経の働きが下がっていることが見えてきました。**

ところが、不思議なことに金曜日になると、特に何か具体的な疲れ対策を講じたわけでもないのに自律神経の数値は回復します。

その理由は、医師でなくともわかりますよね？

そう。金曜日が終われば、休日が待っているからです。

「明日は休みだ」と思うだけで、自律神経の働きはよくなります。

このように「疲れ」の理由となっている自律神経の乱れは、あなたの気持ちの変化やちょっとした運動、取り巻く環境の改善によって整えることができるのです。

## 有効なストレス対策とは？

**そんな、自律神経の働きを乱す大きな要因となっているのが、ストレスです。**

例えば、冒頭で取り上げた「ここのところ、仕事が忙しくて」、「家族の介護で生活のリズムがズレてしまって」、「疲れすぎているのか、眠りが浅くてますます疲れています」、「季節の変わり目は、毎年しんどくなります」という疲れの理由には、ある共通点があります。

**それは自分でコントロールできない出来事に対してストレスを感じていること。**

仕事を進めていくためには、上司、同僚、部下、取引先、お客様など多くの人間との関わりが欠かせず、あなたのペースを優先して物事を進めることができません。これは考えてみると、仕事に限らず、家事も、子育ても、介護も、恋愛も、誰かと関わる活動すべてに当てはまることです。

ストレスフリーで自由気ままにマイペースで生きている人はほんのわずかで、現代に生きる私たちは基本的に何らかの精神的なストレスを受けながら毎日を過ごしています。

そのストレスが、すぐに深刻な病を引き起こすことはないでしょう。

しかし、たとえ小さなものでも精神的なストレスはボディブローのようにじわじわと蓄積し、自律神経の働きを乱していき、あなたに「疲れ」を背負い込ませます。

こうした「疲れ」の溜まるメカニズムから脱するために大切なのは、**「まだ大丈夫」と踏ん張り、我慢しないことです。**しんどい環境で何のストレス対策もせずに耐えていると、状況はより悪くなっていきます。

上司からの理不尽な叱責、家族が見せたイラッとする態度。**ストレスを感じたと思ったら、それを自発的に逃し、リセットしていくことが「疲れ」を溜めない有効な対処法となるのです。**

本書では、受けたストレスをその場でリセットするのに有効なオフィスでも家庭でも簡単に行えるストレッチ（運動）、乱れた自律神経を整えることができる睡眠環境の作り方、ゆったりとした気持ちを作り出すメンタルテクニックなど、「疲れ」を取るための動き方を紹介していきます。

もちろん、すべてをあなたの生活に取り入れる必要はありません。読み進めながら、「これはいいかも」と感じた要素から試してみてください。いずれも今日、今からでも実践できる内容です。

ぜひ、本書を片手に、自分ではコントロールできない事柄によってやってくる精神的な疲れから解き放たれる感覚を楽しみましょう。あなたの朝に、清々しい目覚めが訪れることを願っています。

もくじ

『疲れたら動け！』もくじ

## はじめに


みんな、精神的に疲れている……002
どこが疲れているのかわからない……004
木曜日がもっとも疲れている理由……007
有効なストレス対策とは？……009

もくじ

# 第1章 あなたの疲れはどこからきているのか？

あなたを悩ます疲れの正体とは？ 024
「良い疲れ」と「悪い疲れ」がある 026
働きすぎて疲れているわけではない 029
我慢することで「悪い疲れ」が溜まる 032
日曜の夜、暗い気分に襲われた 035
「疲れているはずなのに眠れない」は危険 037

もくじ

どちらが「悪い疲れ」の取れる休み方？ 040
体を休ませても疲れは取れない 056

## 第2章 なぜ、体はこんなに疲れているのか？

健康とは、質のいい血液が全身に流れている状態 060
自律神経のバランスが乱れる生活環境 063

もくじ

慢性的な疲れにまつわる3つの誤解 067
誤解1 もっと休めば疲れが取れると思っている 068
誤解2 忙しすぎるから疲れていると思っている 078
誤解3 もう若くないから疲れが取れないと思っている 088

もくじ

## 第3章 これでスッキリ！疲れが100％消える休み方


この「動き」で疲れを吹き飛ばす！……098

❶ ストレスを撃退！職場でできる15秒ストレッチ……100

疲れを取る動き 1
「顔」の緊張をほぐす（顔ストレッチ）
↓
こわばっていた顔がゆるみリラックス……104

もくじ

疲れを取る動き②
「肩」の力を抜いてリラックス（肩の上げ下げ）
↓肩のこりが消える……108

疲れを取る動き③
乱れた呼吸を整える（反って深呼吸）
↓浅くなっていた呼吸が深くなる……110

疲れを取る動き④
滞った血の巡りをよくする（ゆらゆら前屈）
↓気持ちが落ち着く……112

もくじ

## ❷ 自宅でできる！「疲れ」が消える眠り方

眠りを快適にする！1
リラックスできる部屋の環境づくり
↓寝室から不安を取り除く……124

眠りを快適にする！2
締め付けないゆったりとした服装
↓血の巡りを妨げない……126

眠りを快適にする！3
リラックスできる香りを漂わせる
↓副交感神経の働きが高まる……128

もくじ

❸ イライラ、がっかり…
心が乱れたときはこの5つの動きを！

心を整えるテクニック1
1日の終わりに——
専用ノートに感情を書き出す
↓悪い疲れの原因がわかる……133

心を整えるテクニック2
なんとなくだるいとき——
ミルクティを飲んで仮眠する
↓目覚めがすっきりする……138

もくじ


心を整えるテクニック③
気ぜわしい毎日が続くとき――
1対2の呼吸でリラックスする
↓不思議と気持ちが落ち着く……140

心を整えるテクニック④
気持ちよく1日をスタートさせたいとき――
クローゼットを整理する
↓「選ぶ」というストレスがなくなる……142

心を整えるテクニック⑤
心底、疲れたとき――
空を見上げて、「ま、いいか」
↓心配事や緊張から解放される……146

## おわりに

1週間限定で、生活のリズムを変えてみよう …… 148
50代になったある夏、早起きの効能を実感した …… 151
気分が悪いときにどう動くかが大事 …… 154
あなたの笑顔で大切な人たちを元気に …… 157

疲れたら動け！

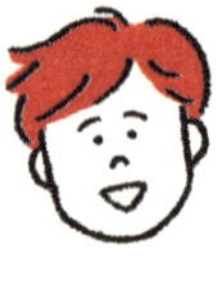

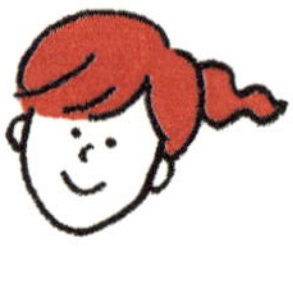

# 第1章

# あなたの疲れは、どこからきているのか？

# あなたを悩ます疲れの正体とは？

あなたの「疲れ」を取るための第一歩として、3つ質問をしたいと思います。

最初に2つの質問です。

日々の暮らしを思い出しながら、答えてみてください。

**●「あー、よく寝た」と、すっきり目覚める朝は年に何回くらいありますか？**

**●「今日はばっちりやることをやったな」と寝床に入る日の割合はどれくらいですか？**

「疲れ」をテーマにした本を手にとってくださっている時点で、あなたは「毎朝、すっきり目覚め、毎晩、充実感を覚えながら眠りに落ちる生活」から縁遠くなっているかもしれません。

そして、「朝、起きたら疲れている」「毎日、なんとなく疲れが取れない」「最近、理由はわからないけど、よく眠れない」といった悩みを抱えているのではないでしょうか。

でも、安心してください。

あなたが感じている「疲れ」は決して、特殊なものではありません。

目覚めるとともにやりたい遊びを始めて、夜、すとんと寝るまでエネルギーを発散し続けた子ども時代は別にして、私たちは誰もが「疲れ」と適度な距離を保ちながらつき合い続けて生きています。

「なんか最近、疲れるな」という実感はあって当たり前。ただし、その疲れが慢性的になり、医師の診断と通院が必要なレベルに達してしまうと、人生にさまざまな影響が出始めてしまいます。

できれば、そうなる前に「疲れ」を取ってしまいたい。

「あー、よく寝た」と、すっきり目覚める朝、「今日はばっちりやることをやったな」と寝床に入る日を増やしたい。

そんな思いを実現していくために大切なのは、「疲れ」の正体を掴み、正しいつき合い方を知ることです。

そこで、３つ目の質問です。

**●あなたは、いったい何に疲れていますか？**

# 「良い疲れ」と「悪い疲れ」がある

「はじめに」でも触れましたが、自分のこととはいえ、この質問に対して的確に答えられる人はほとんどいません。

「疲れ」は感じている。でも、何が原因になっているのかは……よくわからない。

なぜ、よくわからないかと言うと、仕事の忙しさ？　人間関係の複雑さ？　家族の介護問題？　子育ての慌ただしさ？　休みの少なさ？　食生活？　運動不足？　季節の変化？など、思いつく要素があまりにもたくさんあるからです。

そして、実際に体のどこが疲れているのかが曖昧なことも、「疲れ」の正体をわかりにくくさせています。

例えばこんな状況はどうでしょうか。

**◉しっかり眠ったはずなのに、目覚めても体が重い**
**◉1日の仕事が終わって家に帰ると、お風呂に入るのも億劫なくらいだるい**
**◉体の調子は悪くないけど、なんとなく気分が晴れない**

種類は違いますが、いずれも「疲れ」を感じさせます。とはいえ、耐え難い強い痛みがあるわけでも、起き上がれないほどだるいわけでも、笑顔がまったく出ないほど気分が落ち込んでいるわけでもありません。

それでも感じている「疲れ」が、あなたの生活のブレーキになっていることはたしかです。**私はこうした「精神的な疲れ」を「悪い疲れ」と呼んでいます。**

一方で、こんなシチュエーションでの「疲れ」はどうでしょう？

**◉趣味のスポーツをした後の筋肉痛**
**◉職場の仲間と団結して、迫り来る納期を乗り越えた後の疲れ**
**◉休日に子どもたちと全力で遊び、その寝顔を見た後に感じる体の重さ**

こうした「肉体的な疲れ」は「良い疲れ」であって、どこか清々しさがあります。

私には、マラソンを趣味にしている友人がいます。彼はフルマラソンを走った翌日、足を引きずるように歩きながらも笑顔を浮かべながら、次に出場するレースの話をしてくれます。

また、あなたも経験があると思いますが、きつい仕事を仲間と一緒に乗り越えた経験は、後々みんなが集まったときに盛り上がる共通の話題となっていきます。これは「疲れ」よりも大きな充足感、達成感が伴うからです。私も今よりも多忙な時期にほとんど休みなく働くこともありましたが、感じていたのは「疲れ」よりも充実感でした。

# 働きすぎて疲れているわけではない



「悪い疲れ」と「良い疲れ」。

同じように身体的には疲れているのに、感じる「疲れ」の質が異なるのはなぜなのでしょうか。

それは、精神的なストレスが加わっているかどうかの違いにあります。

一例として、働く人の「疲れ」について考えてみましょう。

厚生労働省が２０１８年に行った労働安全衛生調査によると、「現在の仕事や職業生活に関することで、強いストレスとなっていると感じる事柄がある労働者の割合は40代で61・８％、50代で60・５％」となっています。

じつに6割の人が強いストレスを抱えているのです。ちなみに、**ストレスの原因となっているのは、仕事の質や量、職務の責任の重さや失敗、パワハラ、セクハラを含む対人関**

**係でした。**

また、健康飲料メーカーなど民間企業が行った複数の調査では、8割の人が日常的に何らかのストレスを感じ、精神的な疲れを抱えているというデータも出ています。

こうした現状を改善しようと、国は「働き方改革」を進めています。その大きな狙いの1つが、過労死の原因となる長時間労働をなくすこと。実際、ノー残業デーが導入され、残業時間が少なくなり、休日も増えたという声は聞こえてきます。

しかし、その一方で、「働き方改革は結局、働かせ方改革で現場は効率化を求められて疲弊している」「利益を出せ、納期は守れ、でも、早く帰ってくれ、と言われているようなもの」という意見もあります。

いずれにしろ、過労死を招くような働き方は改めるべきでしょう。

ただし、長時間労働をなくすことで働く人の多くが抱えている「疲れ」を改善できるかと言うと、ここには大きなクエスチョンマークがつきます。

多くの人は、抱えている「疲れ」の原因が忙しさにあると考えています。

しかし、私はそうは思いません。原因は、自分でコントロールできる自分のための時間をうまく作り出せていないことにあります。

同じことは家事や育児、介護などに追われる日々を送っている人たちにも当てはまります。他の人のペースで自分の生活のリズムが区切られてしまうこと。気ままに行動する自由な時間があまりにも少ないこと。

こうした精神的な煮詰まり感がストレスとなり、**1日が終わったときに「どっと疲れる」といった心身にのしかかる「悪い疲れ」のもとになっているのです。**

もし、あなたが「働きすぎて疲れている」「がんばりすぎて疲れている」という感覚を抱いているなら、もう一段掘り下げてみてください。すると、「思うようにならないこと」の多さに疲れていることに気づくのではないでしょうか。

休むより動け!

# 我慢することで「悪い疲れ」が溜まる

働き方改革で重要なのは、働く時間の短縮ではなく、「厳しい環境を我慢し、働いて対価を得ることが仕事だ」という美徳をなくすことです。

「帰りたいけれど、上司や同僚が残業しているから帰れない」

「非効率な仕事のやり方だとはわかっているけれど、昔からの伝統だから我慢する」

そんなふうに耐えながら働くことで、心身にはゆっくりと確実に「悪い疲れ」が蓄積していきます。

60代、70代の人に聞くと、実感のこもった言葉が返ってきますが、働き手としての現役時代が終わりに近づいたとき、過ぎた日々の中にどれだけ無為にしてしまった時間があったかを感じるのです。

本当はそうではない生き方、違う働き方もあったのではないか、と。

どんな業界、どんな業種でも仕事を続けることはある程度、大変なものです。ただ、仕事そのもの以外の対人関係や職場の環境、無駄な我慢を美徳とする考え方などからはできるだけ距離を取るべきでしょう。

**◉上司とうまくいかない**
**◉上長と部下の板挟みになって悩みが尽きない**
**◉仕事を頼まれたら断れず、自分のスケジュールが後回しになる**
**◉職場にも家庭にも居場所がないように感じる**
**◉子育て、介護が重なって自分の時間がほとんど取れない**

皆さんが直面している「思うようにならないこと」の代表例を挙げてみました。真面目な人ほど、問題と真正面から向き合い、頑張ってなんとかしようとします。

しかし、職場の人はもちろん、家族も含め、自分以外の人を変えることはほぼ不可能です。その不可能なことに挑むこと、あるいは耐えることによって、大きなストレスが生じます。

そして、精神的なストレスは想像を絶するくらい健康を奪っていきます。

例えば、ストレスによって「眠れない」「イライラする」「胃が痛む」「下痢を繰り返す」といった症状が引き起こされることは、広く知られています。しかし、脳科学や分子生理学の研究が進むに連れて、ストレスはそれ以上に心身へ悪影響を与えていることがわかってきました。

**私たちの体内ではストレスを感じるとコルチゾールというホルモンが分泌されます。**ストレスホルモンとも呼ばれるコルチゾールが過剰になると、脳細胞が破壊され、認知症やうつ病にかかりやすくなってしまうのです。

また、**ストレスが自律神経を乱し、心拍数や血圧、血糖値などが上昇。血液の通り道である血管を傷め、心疾患や脳疾患を誘発することもわかってきました。**つまり、ストレスを軽視し、放置することは「悪い疲れ」の蓄積に留まらず、重篤な病を引き起こす可能性があるのです。

休むより動け!

# 日曜の夜、暗い気分に襲われた

医師としての立場だけで言えば、健康寿命を縮めることになる会社は辞めてしまう方が良く、耐えるしかない環境からは離れた方がいいとアドバイスしたいところです。

自由気ままに考えて自分のペースで生きている道を探ること。

他人任せで進んでいく状況を変えていくこと。

ボディブローのように効いてくるストレスを遠ざけること。

それが「悪い疲れ」を減らすための根本的な対処法となるからです。

しかし、多くの働く人にとってストレスを理由に会社を辞めることも、人間関係をがらりと一新することも、いきなりマイペースな自分を作り出すことも難しい選択であることは間違いありません。

そこで、重要になってくるのが、**「精神的なストレスからやってくる悪い疲れが取れる休み方」です。**

私自身、医者になったばかりの頃は、まだ若かったこともあり、がむしゃらに働いていました。医局には「非効率では？」と思う慣習もありましたし、折り合いの悪い先輩もいました。

それでもとにかく仕事自体は大好きで、徹夜や当直も頼まれるまま引き受け、寝る間を惜しんで現場に立っていたのです。

まさに、「上司と部下の板挟みになって悩みが尽きない」「業務が忙しく、頼まれたら断れず、自分のスケジュールが後回しになる」という状態でした。

すると、学生時代にラグビーで鍛えていたはずの体に変化が出始めたのです。風邪を引きやすくなり、頻繁に頭痛に悩まされるようになりました。

なにかおかしいな？　と思うことはあったものの、若い頃は激務に耐えるのが当たり前という価値観の中で、フル稼働を続けていたのです。

そんなある日の夕方、たまたま勤務が休みの日曜日のことでした。テレビから流れる「サザエさん」のテーマソングを聞いているうち、とてつもなく暗い気分に襲われたのです。それは、それまでの人生で味わったことのない重苦しい感覚で、その場から一歩も動くことができないほど体もだるく感じられました。

小児外科に勤務していたとはいえ、一通りの知識はあります。私はすぐにメンタルに変調をきたしていることに気づきました。

「嘘だろ？　これは『サザエさん症候群』というヤツか？　まさか自分が？」と。

## 「疲れているはずなのに眠れない」は危険

学生時代、私は体育会のラグビー部で、いわゆるシゴキに耐えてきました。練習中に水を飲むのはＮＧ。極限状態になると、人は便器の水まで飲もうと思います。もう一度、学生時代に戻って体育会で部活動をしたいか？　と聞かれたら、「二度と戻りたくない」というのが正直なところです。

そんな厳しい環境を経験していたからこそ、自分はストレス耐性が人よりも強いと思っていました。しかし、心身は危険信号を出していたわけです。

振り返ると、このとき心身の不調を伝えるシグナルに気づけたから、今があると言えます。当時から私は自律神経の研究に取り組んでいたので、「長くいい仕事をするためには、本質的な健康を手に入れなければならない」と決心し、それまでのしんどくてもがむしゃらに耐えて進むスタイルを手放すことにしたのです。

私の場合は「サザエさん症候群」が不調を自覚するシグナルとなりましたが、**一般的には「疲れているのに眠れない状態」が心身からの危険信号だと考えてください。**

厚生労働省が行った2017年の「国民健康・栄養調査」では、睡眠で休養が十分にとれていない人の割合は全体で20・2％。年齢別にみると40代が最も高く30・9％、50代が28・4％となっています。

なかでもこんな症状を訴えているときは、精神的なストレスが原因となった「悪い疲れ」が蓄積していると考えられます。

**◉疲れているはずなのに眠れない**
**◉明日は大事な仕事があるのに眠れない**
**◉夜中に目が覚めると心配事が浮かんで眠れない**

こうした症状が出るのは、ほぼ100%、ストレスによる自律神経の乱れが原因です。睡眠は「悪い疲れ」を取るための有効な休み方でもあり、特効薬でもあります。詳しい対策は3章で紹介しますが、効果的な寝る準備を行うことで眠りの質を改善することが重要です。

ちなみに、睡眠時間については長く眠ればいいわけではないことが研究で明らかになっています。

アメリカで約110万人を対象とした大規模な睡眠時間と健康に関する調査では、もっとも死亡率の低い睡眠時間は6・5～7・4時間眠る人たちという結果が出ています。また、日本でも約11万人対象と規模こそ小さいですが、同様の調査が行われ、そこでもやはり「7時間前後の睡眠が最適」という報告がなされています。

もっとも、これはあくまでも調査における平均的な数字です。最適な睡眠時間には個人差があるので、基本的には自分が「ぐっすり眠れた」と感じられれば問題ありません。

「精神的な疲れが取れる休み方」を身につけ、習慣化していく上で押さえておきたいポイントは、ただ1つ。「睡眠時間は長ければいいものではない」ということです。

「疲れているのに眠れない状態」と同様、寝過ぎも心身の疲れを増加させるのです。

## どちらが「悪い疲れ」の取れる休み方？

では、どんな休み方をすると「悪い疲れ」を取り、日々のストレスとうまくつき合っていけるようになるのでしょうか。

3章で具体的に紹介していく動き方をスムーズに実践していくため、ここでは基本となる原則を紹介していきます。

まずは「精神的な疲れの取り方」のイメージを掴んでもらうため、次のページから3つのクイズを出したいと思います。

それぞれ、「A」と「B」、どちらが「悪い疲れ」を軽減するのに効果的でしょうか。普段のあなたの生活を思い返しつつ、答えてみてください。

## らの方が疲れがとれる?

**B** 家に帰って、まずは着替える

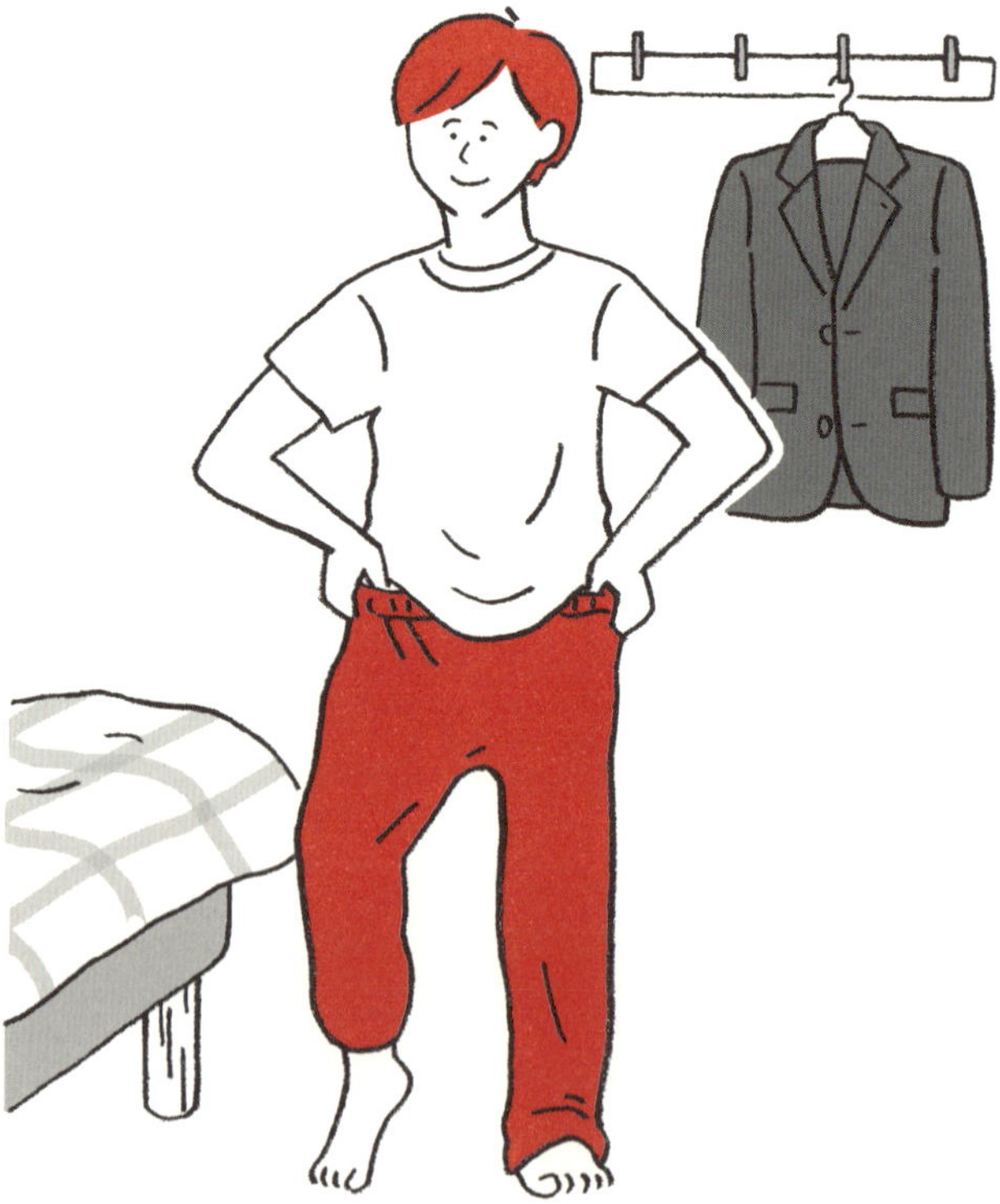

問題
1

# 帰宅後の過ごし方、どち

A 家に帰って、
まずはソファに座ってリラックス

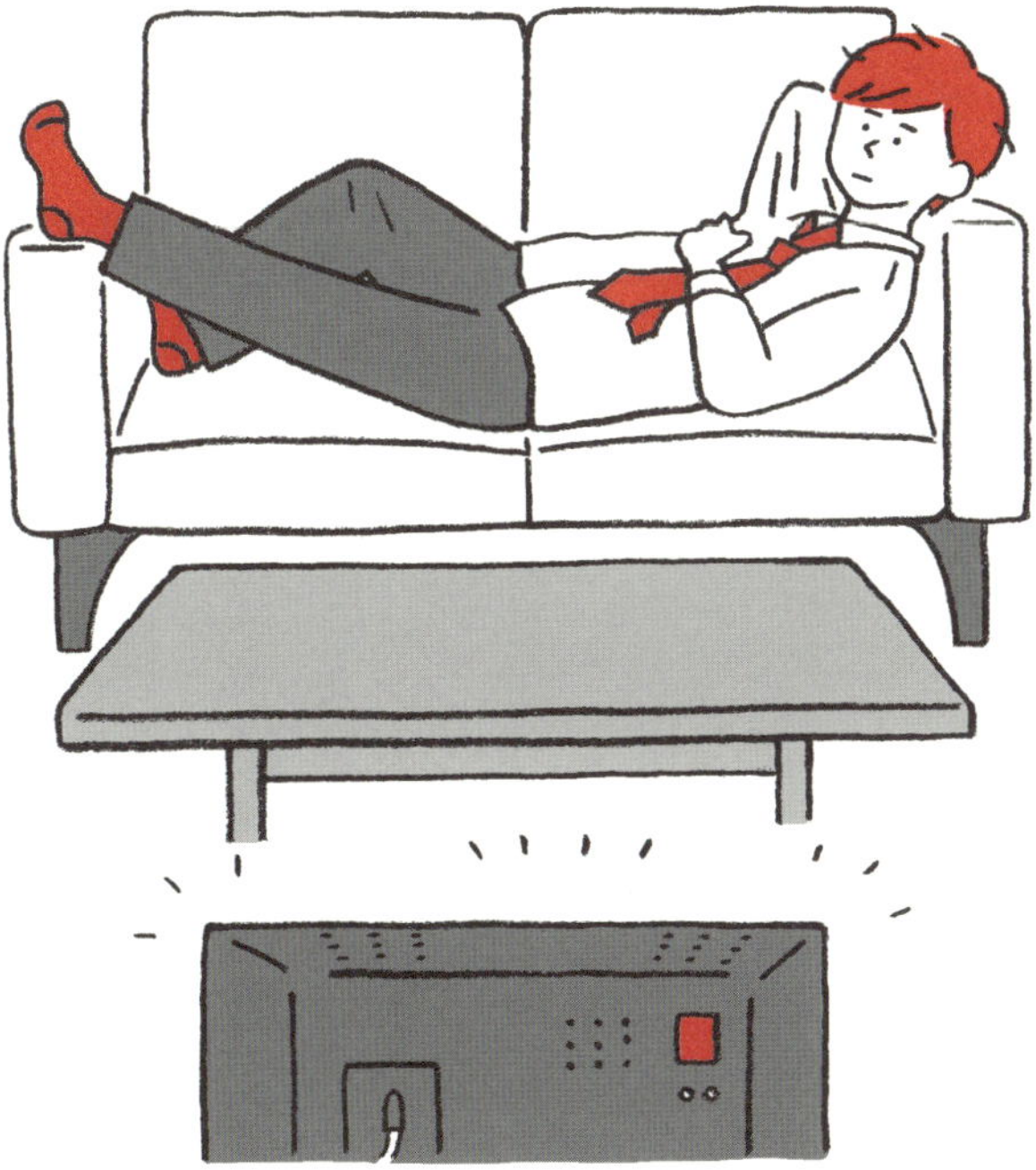

「悪い疲れ」を軽減するのに効果的なのは、「B」です。

1日の仕事を終え、通勤電車に揺られてきた人も、自家用車を運転してきた人も、家に着いたら「あー、疲れた」とひと休みしたくなる気持ちはわかります。

玄関で靴を脱ぎ、カバンを置いて、上着を脱いだら、リビングのソファにどかっと座り、とりあえずテレビを点けて、見るともなしにバラエティ番組を眺めながら、リラックス。しばらくボーッとしたら、やれやれという感じで腰を上げ、食事をするか、お風呂に入るか。前後の順番は入れ替わったとしても、帰宅後にこんな行動を取っている人は多いのではないでしょうか。

特に「悪い疲れ」が溜まっていると、仕事をしたら家に帰るだけで精一杯という状態になりがちです。

**しかし、「悪い疲れ」を軽減させたいのであれば、帰ってすぐに「あー、疲れた」とソファに座るのをやめましょう。**

というのも、**切り替えこそが精神的な疲れを回復させるスイッチになる**からです。家という精神的にリラックスできる空間へ帰り着いたら、心身を仕事モード、外出モードから自分の時間モード、家モードにリセットしてあげましょう。

私の場合、靴を脱いで家に上がったら、冷蔵庫を開けてミネラルウォーターをコップ1杯飲みます。これらの動きがリセットを始めるスイッチになり、一旦、玄関に戻ります。先ほど脱いだ革靴の汚れを拭き取り、シューキーパーをセットしてシューズボックスにしまいます。

次に部屋着に着替え、着ていたスーツをハンガーにかけ、クローゼットに収納。その後、郵便物の処理、ゴミ捨てとリセットの儀式は続き、最後に翌日の予定を確認し、必要なものを準備したら終了です。30分程度の時間がかかりますが、**一連の行動によって私は大きな充足感を得て、気持ちを切り替えています。**

もちろん、ここまで細かくリセットの儀式をするかどうかは好み次第。ただし、いきなりソファにどかっと座るのではなく、少なくとも部屋着に着替えるくらいのリセットの儀式は取り入れていきましょう。

## らの方が疲れがとれる?

**B** 職場での昼休み、
近所の店でランチの後、公園を
散歩する

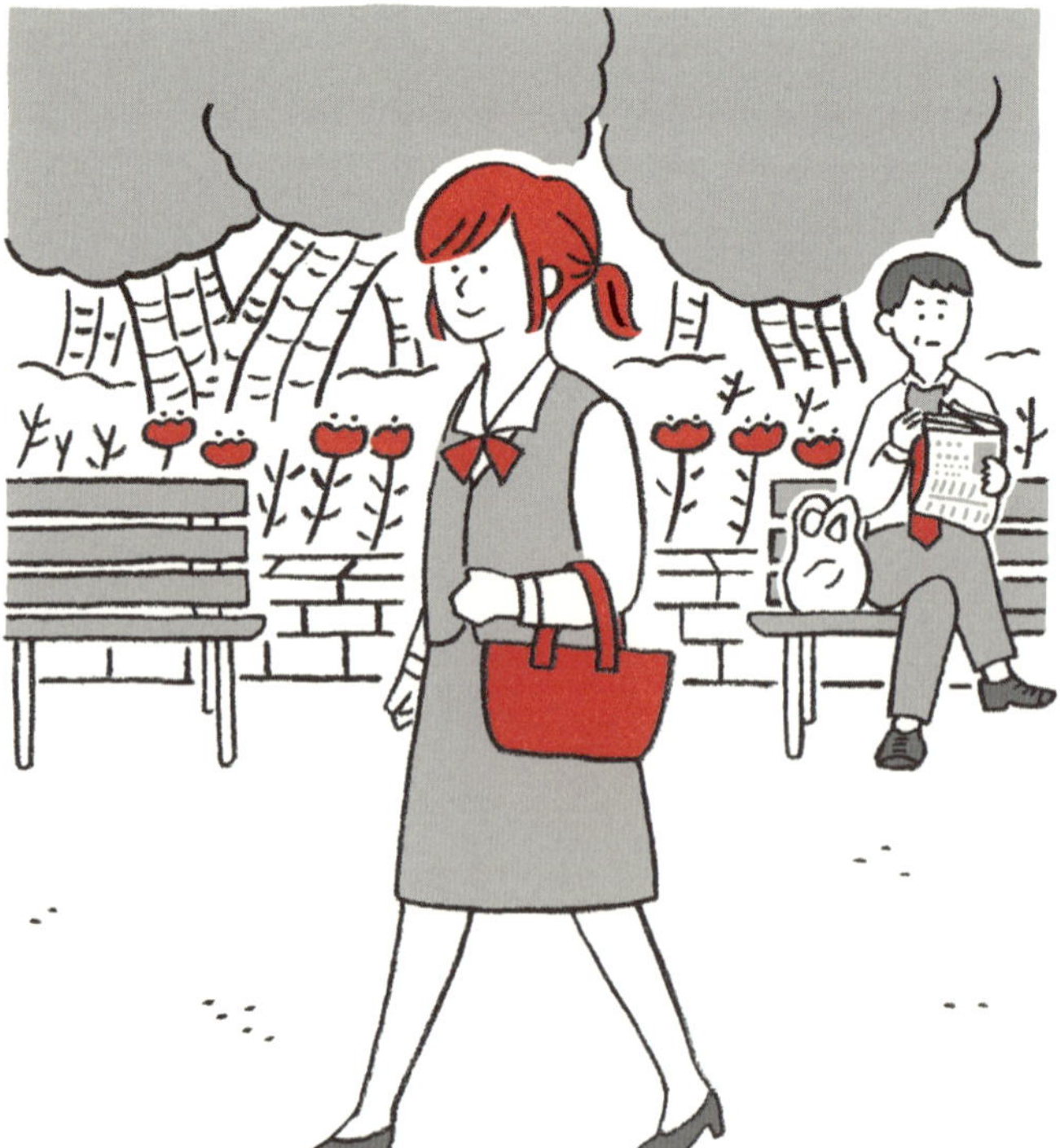

## 問題2 昼休みの過ごし方、どち

**A** 職場での昼休み、自席で食事を済ませ、
そのまま仮眠する

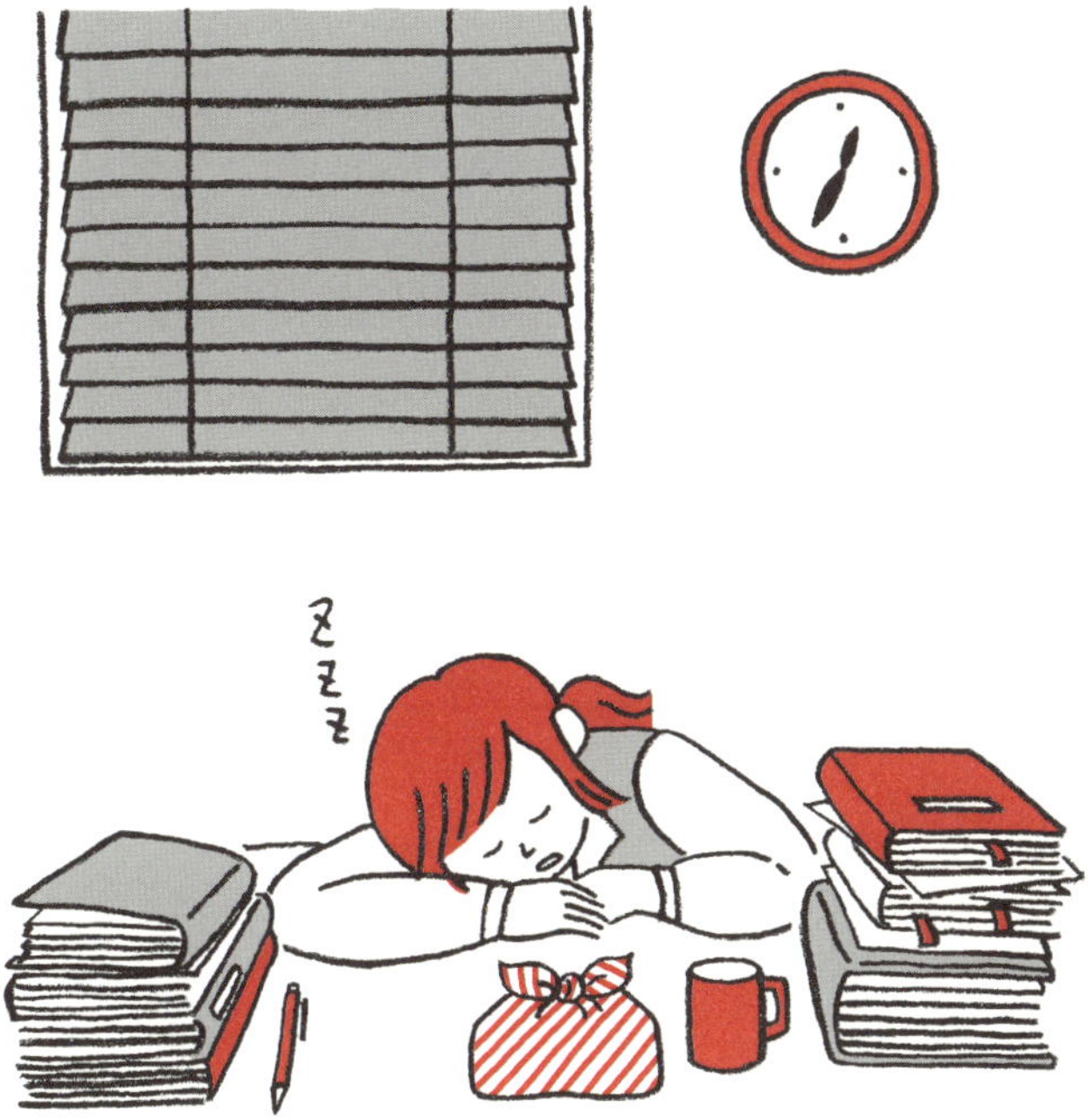

「悪い疲れ」を軽減するのに効果的なのは、「B」です。

オフィスで内勤として働くビジネスパーソンの多くは、パソコンの前に座っている時間が長く血流が滞りがち。そこに人間関係などから生じるストレスが加わると、ますます「悪い疲れ」が蓄積されていくことになります。

そんなときは**会社で受けたばかりのストレスを受け流すために、休み時間に体を動かすことがオススメです。**昼休みに公園を歩くことで気分が変わるだけでなく、血流も改善されます。

特に平日の自分は「運動不足だな」と感じている人にとって、体を動かすことが「悪い疲れ」の取れる休み方となるのです。

詳しいメカニズムは2章で解説しますが、運動によって血液の流れが良くなると、溜まっていた疲労物質が排出され、肉体的な疲れがリセットされるからです。

そして、体のすっきり感はメンタルに好影響を与え、溜まっていた「悪い疲れ」を軽減してくれます。

逆に、すばやく食事を済ませ、少しでも休もうと机で仮眠を取ってしまうと、血流は滞ったままですっきりしません。

すると、午後の作業効率も下がり、定時には終わるはずだった仕事が終わらず、結局は残業をすることになってしまいます。

こうした負のスパイルに入らないようオススメしたいのは、軽く体を動かす**アクティブレスト（積極的休養）**という考え方です。

アクティブレストの目的は、自発的に動き、疲労を抜いていくところにあります。そのためにも心がけたいのは、メリハリを付けて行動することです。

昼休みで言えば、1時間しか休めないから……まったりと過ごすのではなく、職場から離れ、体を動かし、心にも刺激を与えましょう。

また、休日にも次のような2つのルールを設けてください。

**❶ 寝だめをしようとせず、なるべくいつもと同じ時間に起床、就寝する**
**❷ 事前にいくつかの予定を入れておく**

平日と起床、就寝の時間を大きくずらさないのは自律神経の働きを乱れさせないためです。そして、平日のうちに「今度の日曜日はいい天気なら、午前中にジョギング。夕方にサウナ。雨だったら部屋の掃除と模様替えをする」など、休日の予定を立てておきましょう。

**重要なのは、こうした予定を自発的に立て、自発的に行うことです。**

「先輩に誘われたから、渋々ジョギングに行く」「家族に言われたから、部屋を片づける」では、せっかくの休日が「自分の思うようにならない時間」になり、「悪い疲れ」が溜まってしまいます。

そういう意味で、ビジネスパーソンが上司や先輩、取引先のおつき合いで行くゴルフもアクティブレストになりません。

せっかく緑の多い開放的な空間に身を置き、体を動かしているにもかかわらず、**義務感で「ナイスショット！」「ナイスパー」などと言うたびにストレスを感じ、精神的な疲れが蓄積してしまいます。**

休日には、自分の意志で、自分のペースで楽しめる運動を行いましょう。また、悪天候などで屋外でのスポーツが難しければ、ジムでのトレーニング、部屋の掃除や模様替え、趣味アイテムを探しにショッピングモールへ出かけるのもオススメです。

**逆にゴロゴロと過ごしてしまうと、停滞した血流は改善されず、たくさん寝たわりにはすっきりしない状態となり、ますます体を動かすのが億劫になってしまいます。**

せっかくの休憩だから、せっかくの休みだからと動きを止めるのではなく、自発的に興味の向くまま活動することが、結果的に「悪い疲れ」を遠ざけてくれるのです。

では、3つ目の問題です。

# どちらの方が疲れがとれる？

**B** 思わずため息をつきたくなる人間関係のトラブル。ため息がつきたければ、自由につけばいい

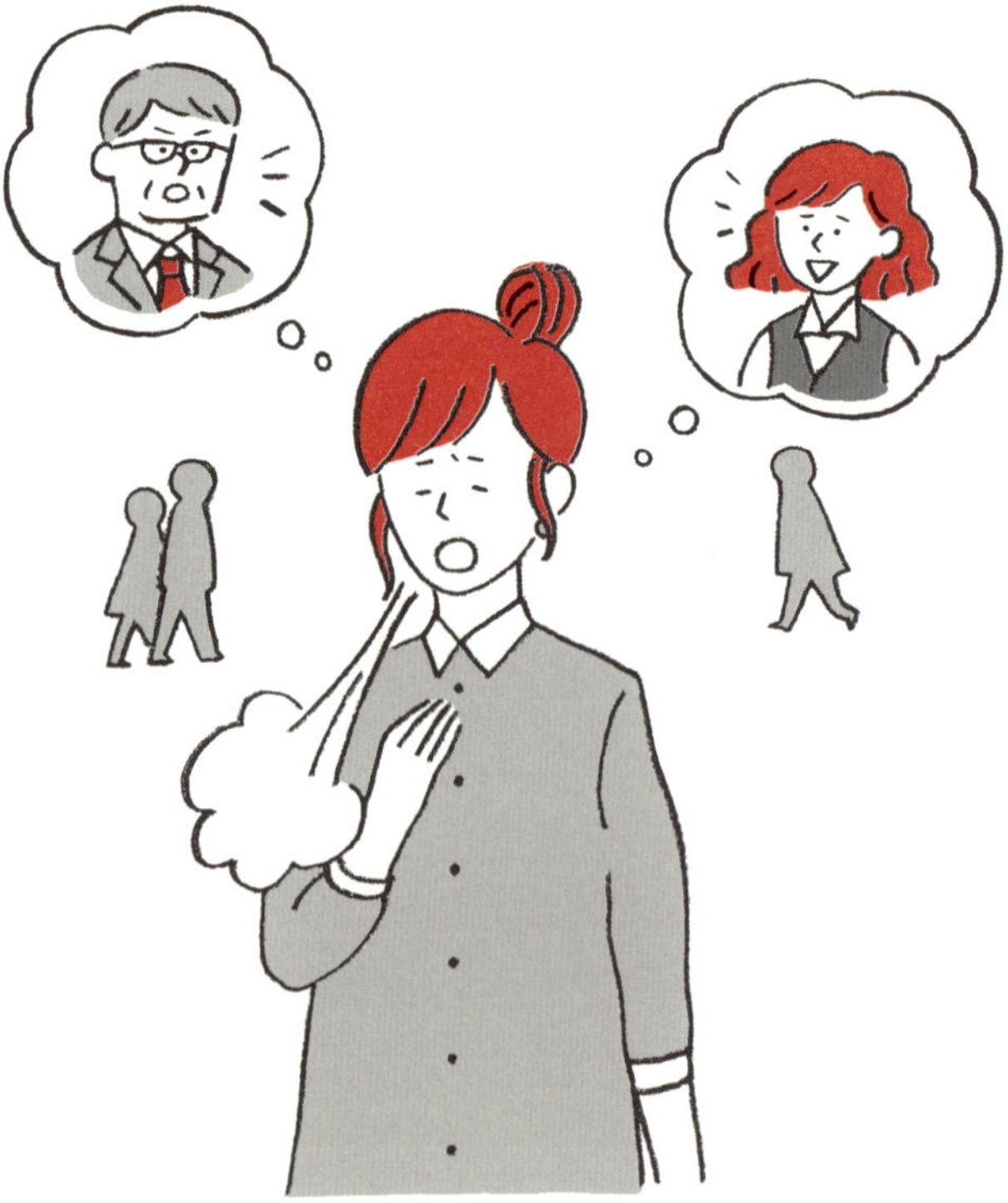

## 問題3 人間関係でヘトヘト…

**A** 思わずため息をつきたくなる人間関係のトラブル。でも、ため息をつくと運が逃げるので、ガマンする

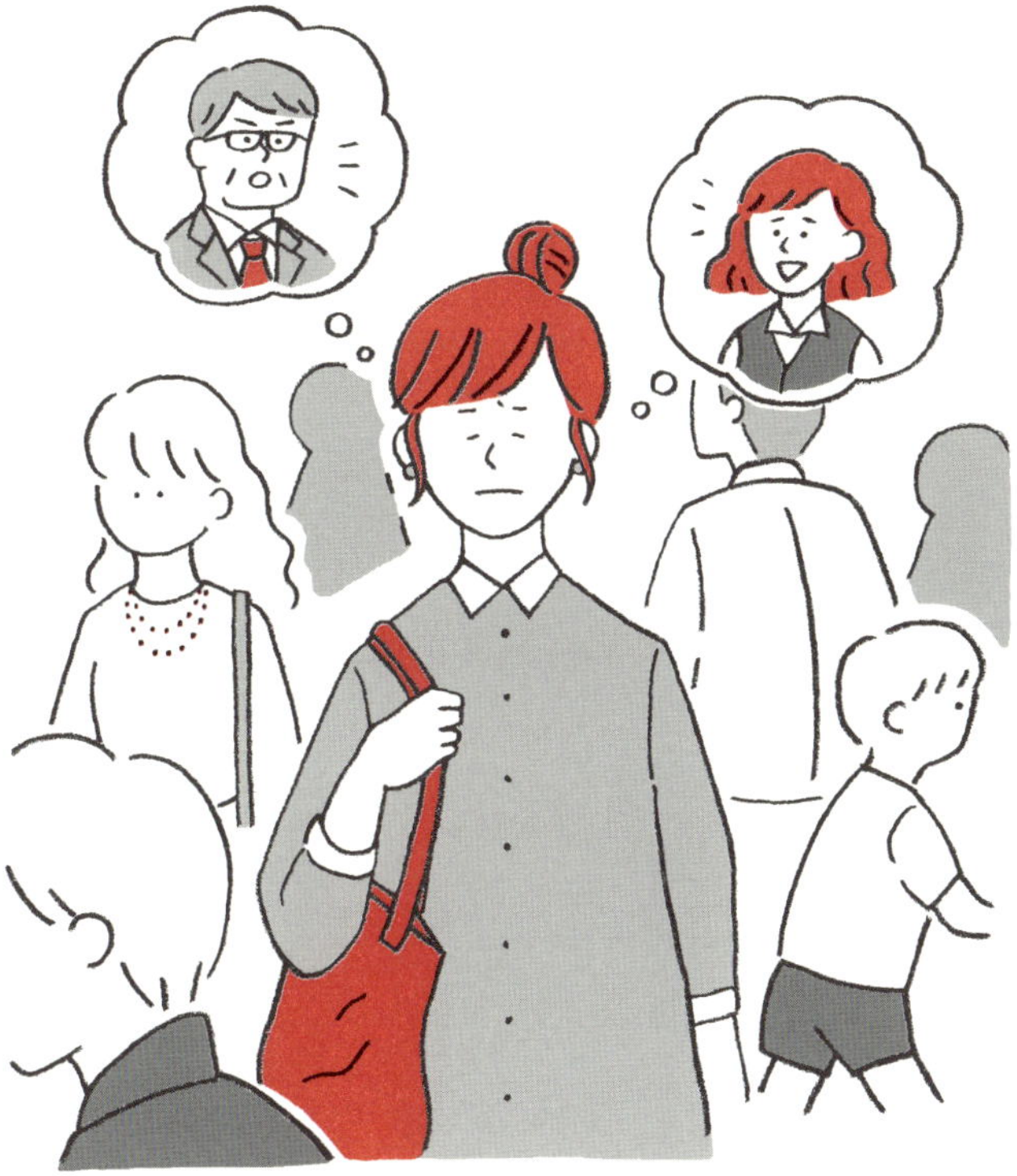

「悪い疲れ」を軽減するのに効果的なのは、「B」です。

人間関係のトラブルに限らず、仕事やプライベートで嫌なことに直面したら、ぐっとこらえず、ため息をついてしまいましょう。

というのも、ため息はバランスが崩れた自律神経の働きを回復させようとする体の作用だからです。

ため息をつく前後の呼吸に注目してみてください。私たちは、ため息をつく前には自然と深く息を吸い込み、「ふー」と長く吐き出します。つまり、ため息は気づかぬうちに行う深呼吸のようなもの。**深い呼吸によって体が動き、血流が回復。自律神経の乱れが整います。**

実際、ため息の前後の末梢血管の血流を調べたデータでは、「ふー」と深く吐いた後、滞っていた血液がみるみる流れていくことがわかっています。

特に40代、50代は体力が下降するところに、仕事の責任の重さや家事の忙しさ、子どもの進学や親の介護などが加わり、精神的にも落ち着かない状態が続く年代です。

時間に追われて急ぐことや慌てること、先行きへの心配や不安がストレスとなり、自律神経のバランスが乱れがちになります。そんなとき、ふーっとため息をつくことが、日常の中の小休止として役立つのです。

「ため息をつくと運が逃げる」なんて言う人もいますが、これはネガティブな思考とセットになっていてのこと。ため息の後、「ああ、嫌になっちゃう」「本当にムカつくな」とボヤいているとストレス軽減効果が少なくなります。

ストレスを感じたら、自発的にため息をつき、「ま、いいか」と切り替えましょう。

ただし、1日に何度もため息が出るようなら、自分が何にため息をついたのか考えてみるべきです。

**体が自律神経の働きを回復させようとため息をつかせるという意味では、ため息はストレスのサインでもあります。**

あなたに緊張を感じさせた要因は何かを知ることで、自分が抱えるストレス源を見出すことができます。

今の社会で、ため息をつきたくなる理由のほとんどは対人関係の問題です。もし同じ問題で連日10回もため息をついているようなら、職場の人間関係を含め、交友関係を考え直してもいいかもしれません。

## 体を休ませても疲れは取れない

3つのクイズの答えは、いずれも「B」でした。

それぞれ1日の終わり、休日、仕事や家事の合間をイメージした問題でしたが、「悪い疲れ」を軽減する休み方に共通するキーワードは「自発的」「動く」です。

効果的な休み方と聞くと、多くの人はゴロンと横になって体を休める姿を想像するかもしれません。しかし、それは本当の意味での休息にはなりません。

というのも、休むことの目的は「悪い疲れ」を取り、心身を良い状態に戻すことにあるからです。

2問目のクイズの解説で、休日に寝だめをしようとゴロゴロしていると結局、血流が滞ったままで体が重い状態が続いてしまい、なおさら動くのが億劫になると書きました。

じつは、多くの人が思い描くゆっくり体を休ませるという休み方では、「悪い疲れ」は取れません。

**大切なのは、自発的に動くこと。** 運動はもちろん有効ですが、必ずしもスポーツをする必要はありません。自分で望んだ予定を楽しみながら取り組むと、それ自体が自発的に動くことに当てはまります。

1章の最後に「自発的」に「動く」という視点から、あなたの毎日を振り返ってみてください。受動的に動かされていることの多さに気がつくのではないでしょうか。

続く2章では、疲れとストレスのメカニズムをより詳しく解説するとともに、「血液の流れ」、「自律神経のバランス」、「腸」、「運動」、「切り替え」、「ゆっくり」というキーワードから「悪い疲れ」への対処法を紹介していきます。

そして、3章ではオフィスや自宅ですぐに実践することのできるアクティブな休み方とメンタルコントロールの方法を提案。

「悪い疲れ」を取る休み方を習慣化し、生活の中に組み込むことで、あなたはすっきりとした毎日を送ることができるようになります。

# 第2章

# なぜ、体はこんなに疲れているのか？

# 健康とは、質のいい血液が全身に流れている状態

**私**たち医師は、患者さんやメディアからの取材で「結局、健康ってどんな状態のことですか?」と聞かれることがあります。定義の仕方は人それぞれですが、私はいつもこう答えています。

**「体の細胞のすみずみまで、質のいい血液が流れている状態です」**。

最新の研究によると、私たちの体には約37兆個の細胞があるとされています。その細胞のすみずみまで質のいい血液がたっぷりと流れていれば、すべての臓器の機能がよくなるからです。

例えば、肝臓の機能が良くなれば、肌のくすみやたるみ、髪や爪のぱさつきなどの肉体的な疲れが改善し、腸の働きが活発になれば便秘も解消します。

なぜなら、血液には2つの大きな働きがあるからです。

**1つは、全身の細胞に栄養や酸素、免疫細胞を送り届ける配達の仕事。**
**もう1つは、いらなくなった老廃物や排出された疲労物質を引き取る清掃回収の仕事。**

この2つの仕事がスムーズに行われていると、当然、体調は良くなります。もちろん、精神的なストレスによって発生した疲労物質も体の外に出してくれるので、「悪い疲れ」も軽減されます。

つまり、体の細胞のすみずみまで質のいい血液が流れていれば、健康でいられるわけです。

そんな血液の流れを支えているのが、自律神経です。

というのも、血液が全身のすみずみの細胞まで届くのは、心臓がポンプのように働いて勢いよく送り出してくれるからです。

しかし、それだけで手足の指先まで届きません。じつは血管が拡張したり、収縮したりすることで、血液を体中に運んでいるのです。

命を維持するための基本的な働き、心臓を動かし、血管の拡張・収縮を行う筋肉を動かしているのが自律神経です。

そして、自律神経は「交感神経」と「副交感神経」という2種類の神経から構成されています。

**交感神経は、車に例えるならアクセルです。**交感神経の働きが上がると血管はきゅっと収縮し、血圧が上昇。気分も高揚し、活動的でアグレッシブな気持ちになります。

**一方、副交感神経は車に例えるならブレーキの働きをします。**副交感神経の働きが上がると、血管は適度な状態で緩み、血圧は低下。体はリラックスした状態になり、気分も穏やかに、ゆったり冷静な気持ちになります。

**朝になると交感神経が優位になり始め、私たちは活動的になります。そして午後になると、副交感神経が上がり始め、私たちはリラックスした状態になり、夜になると眠ります。**

理想的なのは、交感神経と副交感神経がともに高いレベルで働き、なおかつ両方のバランスが取れていること。これが自律神経の整った状態で、身体の細胞のすみずみまで質のいい血液が流れていきます。

ところが、現代の日本人は細胞のすみずみまで質のいい血液を流すための鍵である自律神経のバランスを乱す環境で暮らしています。

# 自律神経のバランスが乱れる生活環境

私たちの研究でも「副交感神経のレベルが低く、交感神経が優位になっている人」が圧倒的多数であることが明らかになっています。つまり、リラックスした状態になれていない人が多いということです。

**この「副交感神経の働きが低下、交感神経が優位」というバランスの乱れは、「悪い疲れ」を蓄積させます。**というのも、交感神経優位になると血管がぎゅっと縮こまり、血液の流れが悪くなり、免疫力も低下。疲労物質の排出もスムーズにいかず、「どうも調子が悪い」「疲れが取れない」という倦怠感の原因となるからです。

ではなぜ、現代の日本人の自律神経のバランスは乱れてしまうのでしょうか？

その理由は、はっきりしています。**ストレスが自律神経のバランスを乱しているのです。**

交感神経は、喜怒哀楽の感情が動いたときに働きが活発になります。

喜んで興奮したとき、楽しくてワクワクしたとき、気分が高揚します。スポーツ観戦をしながら手に汗握る状態、大好きな歌手のコンサートの開演を待つドキドキも交感神経の働きが高まっている結果です。

こうしたポジティブな感情による自律神経のバランスの乱れは、心身に「良い疲れ」として表れ、大きな問題にはなりません。

しかし、仕事のストレスや家庭内のトラブルによる怒りや哀しみによって高まった交感神経の働きと自律神経の乱れは、心身に「悪い疲れ」となって蓄積していきます。しかも、現代社会でストレスを感じずに生きるのは不可能です。

毎朝の満員電車、ノルマが設定された業務、「ありがとう」と言われることもないまま続く家事、休日にもメールやメッセンジャーで追いかけてくる仕事、悲惨な出来事を伝えるニュースなど、普通に暮らしているだけで私たちはストレスに晒されています。いわば、**朝起きてから夜、眠るまで「交感神経を刺激し、副交感神経の働きを下げる要因」に囲ま**

## 「自律神経のバランス」と「疲れ」の関係

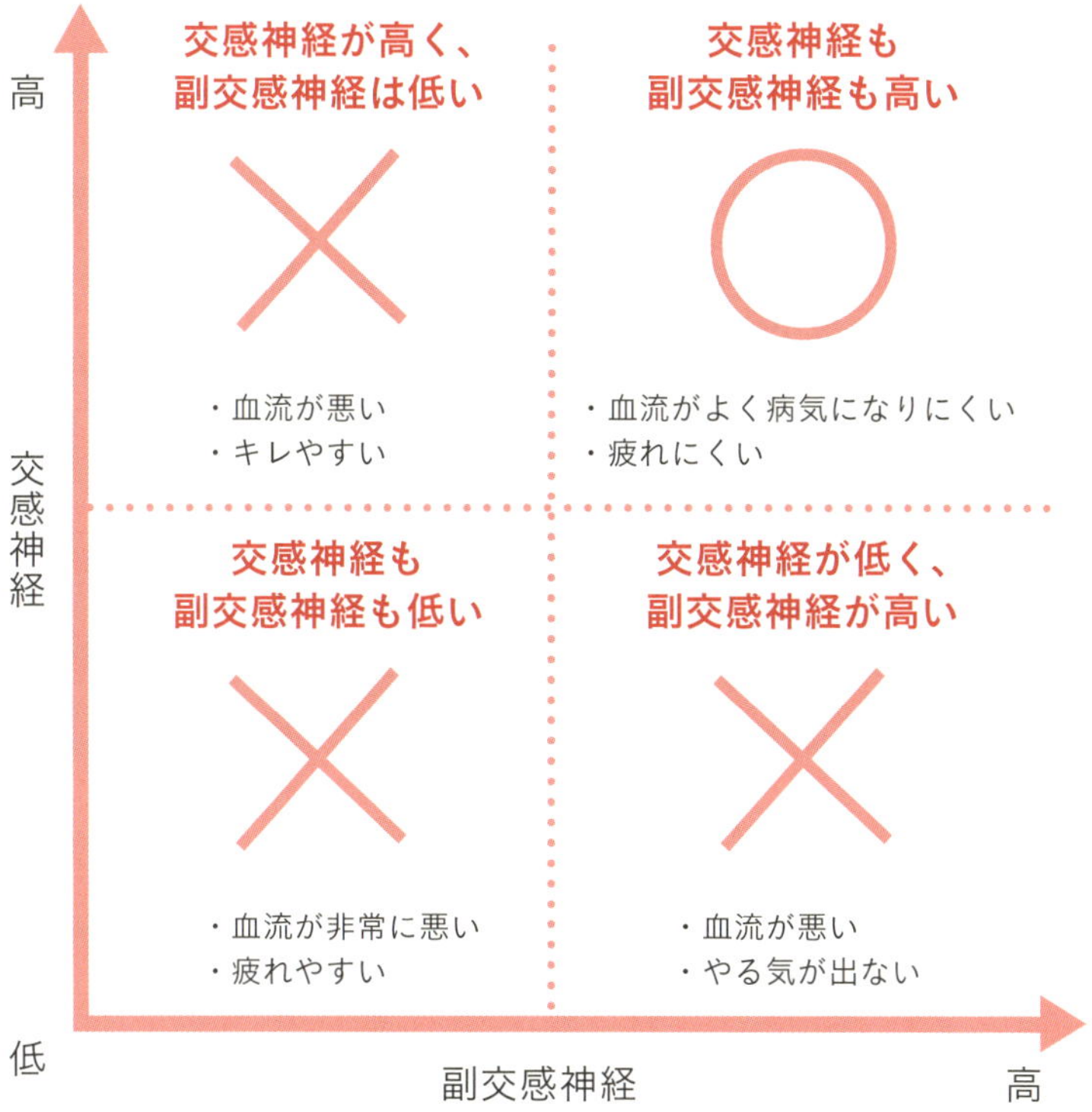

**れているのです。**

だからこそ、「疲れ」と自律神経の関係を学び、自分なりに「今はこんな状態」と把握していくことが、「悪い疲れ」を取る上で役立ちます。

例えば、自律神経と「疲れ」の関係について、ここまで読んだ方は、「副交感神経の働きが低下、交感神経が優位」というバランスが「悪い疲れ」の原因になるなら、「副交感神経の働きが活発で、交感神経の働きが抑えられた状態が健康にいい」と思われるかもしれません。

しかし、これは誤解です。

たしかに、副交感神経が優位なとき、血管はほどよくゆるみ、血液が流れやすくなります。その一面だけを見ればいいことですが、じつは心臓のポンプが弱くなる分、血液を送り出す力は下がってしまうのです。すると、体の末梢まで質のいい血液を送り届けることが難しくなります。

**つまり、「悪い疲れ」を遠ざけるには、交感神経、副交感神経のそれぞれが1対1のバランスで働く状態が理想なのです。**

休むより動け!

# 慢性的な疲れにまつわる3つの誤解

続いて、一般的によく言われる「疲れに関する3つの誤解」を取り上げます。これは私たちが「疲れ」の原因だと思っているものが、じつは精神的なストレスから生じていることを改めて確認するためです。

誤解を検証する形でストレスと「疲れ」、そして自律神経との関係を解説していきます。

## 誤解1
# もっと休めば疲れが取れると思っている

1つ目の誤解は、「もっと休めば疲れがとれると思っている」です。

疲れたときは、体を休めるのが一番。そんなふうに考えている人は多いと思います。休みの日は昼ごろまで寝床でゴロゴロ。起き上がった後もパジャマのまま、家の中でぼーっと過ごし、気づいたら夕方になっていた……。そんな週末もたまにはいいでしょう。たしかに、ヘトヘトに疲れているときは休息が必要です。

しかし、1章でも触れたように、だらだらと休んでしまうと血液の流れが滞り、「悪い疲れ」も停滞します。

医師としては、疲れているときほどアクティブレスト＝軽く体を動かすことをオススメしたいところです。

**私たちが休息を取る本来の目的は、体を良い状態に戻すことにあります。つまり、質のいい血液が体の細胞のすみずみまで行き渡らせるために休むのです。**

ところが、ゴロゴロと休んでいると血の巡りは改善されず、体は良い状態へ変化していくきっかけを掴めません。何か特別な疾病によるものではない、普段起こるだるさのほとんどは血液の鬱滞《うったい》が原因で起こります。

鬱滞が生じると、主に静脈の血液の流れが悪くなり、老廃物、疲労物質をうまく運び出せなくなってしまいます。すると、「なんだかだるいから、ゴロゴロ休みたい」という感覚になるわけです。

しかし、鬱滞が生じているときは「疲れたら、動け！」とばかりに体を動かし、血流を促進するのが最も理にかなった対処法となります。筋肉が動くことで滞っていた静脈の血液の流れがスムーズになり、老廃物や疲労物質が処理され、酸素や栄養が細胞のすみずみまで行き渡るからです。

具体的な体の動かし方については、3章で「悪い疲れ」を取るのに効果的なストレッチを紹介します。

それに加え、ここでは日常的に取り入れることのできる運動としてウォーキングをオススメしたいと思います。

血液の流れをスムーズにする運動として歩く場合、次の2つのポイントを心がけながら歩みを進めてください。

## ●一定のリズムで歩くこと

普段歩いている速度よりもほんの少し速めの歩調で、手を振ることも意識しながら規則正しいリズムで歩きましょう。

特に何かイラッとするような出来事があった後は、「イチ、ニ、イチ、ニ」とリズミカルに。すると、高くなっていた交感神経の働きが落ち着き、自律神経のバランスが整ってリラックスできます。

## ●まとめて歩くこと

1日の間に5分くらいのウォーキングを複数回行うよりも、**20分ほどまとめて歩いたほうが呼吸の量も増え、血流もアップすることがわかっています。**

まとめて歩く時間を朝や夜に確保してもいいですが、日々、電車で通勤している人は一駅歩く習慣を取り入れてみましょう。

朝、最寄り駅の1つ先まで歩いて電車に乗り込む。夜、最寄り駅の1つ手前で降りて、家まで歩いて帰る。こうして20分ほど一定のリズムで歩くことが苦でなくなってきたら、ウォーキングの時間を30分、40分と伸ばしていきましょう。

# 日本人の約8割が運動不足

ちなみに、こうした20分のウォーキングや3章で紹介するストレッチなど、1週間に2回、意識的に運動をしている人は日本人全体の何%だと思いますか？

厚生労働省の調査によると、男性で35・9%、女性で28・6%となっています。ただし、この平均値を引き上げているのは、60代と70代の人たち。じつは30代、40代、50代の数値を見ると、それぞれ30代の男性が14・7%、女性が14・3%、40代の男性が24・4%、女性が16・1%、50代の男性が27・1%、女性が23・9%。

つまり、働き盛りの世代の大多数はほぼ運動をしていないと言えるのです。それでも20代は自律神経のバランスも良く、筋肉量もあるので運動不足であっても「悪い疲れ」を強く感じることはありません。

しかし、30代半ばから40代になると、男女ともに副交感神経の働きが落ち、自律神経のバランスが乱れ始めます。すると、運動不足がそのまま血流の停滞、鬱滞につながり、重苦しいだるさの取れない状態になってしまうのです。

つまり、**40代以降の人たちが「悪い疲れ」にうまく対処していくためには、いかに体を動かすことを意識していくかが重要になってくるのです。**

例えば、スポーツジムに通う時間的な余裕がなくても、仕事の合間にほんの数分、ストレッチをするだけでも大きな違いになります。

私の場合、最近でこそスポーツジムに行くようになりましたが、それまでは運動と言えば趣味のゴルフだけでした。

あとは、できるかぎり移動のときには階段を使うことを心がけ、仕事の合間にスクワットやストレッチを行うようにしてきただけです。

打ち合わせと打ち合わせの間に数回のスクワット。デスクワークの間に飲み物を取りに席を立ったときにストレッチ。こうした軽い運動を習慣化できれば、デスクワークからくる鬱滞も解消され、どんなに忙しくても「悪い疲れ」が蓄積するのを回避することができます。

また、筋肉は高齢になっても運動によって増やすことができます。じつは、体のすみずみまで質のいい血液を届けるのに不可欠な私たちの毛細血管は、加齢とともに減少していくことがわかっています。

ところが、**運動をして血流を上げることで、使われなくなっていた毛細血管の先端まで血液が流れるようになり、酸素が送り届けられます。**すると、その刺激を受けて新たな毛細血管が作り出されるのです。

# 疲れているのにあえて体を動かす意味

診察室や講演で、疲れ対策としての運動をオススメしたとき、複雑な表情を浮かべる方がいます。彼らの心によぎっているのは、きっとこんな思いなのではないでしょうか。

**「ウォーキングやストレッチ、スクワットが体に良いことはわかったけれど、疲れているのに運動するのはやっぱり感覚的にどこか納得できない……」**

**「疲れたら、動け！　と言われても……」**

たしかに、「ただでさえ、仕事で疲れているのに、運動したらそれがストレスになるのでは？」という疑問、腑に落ちないという気持ち、よくわかります。

ただ、精神的な疲れを感じているとき、体に小さなストレスを与えるとプラスの効果があるのは、国内外のさまざまな研究によって立証されています。

心と体は別々のものと捉えられがちですが、本来は1つです。ところが、今の世の中を生きる私たちは、両者を切り離した状態で暮らしています。

例えば、オフィスワーカーの多くは、頭を使って仕事をし、人間関係にストレスを感じ、心は常にストレスを受け、精神的な疲労を抱えています。一方、体はと言うと、仕事はデスクワークが中心でほとんど動かす機会がなく、「最後に筋肉痛になったのはいつだろう？」といった毎日なのではないでしょうか。

**心は疲れているのに、肉体的にはさほど疲れていない。心身のアンバランスが慢性的に続くと、心と体が切り離され、疲労度にギャップが生じていきます。**

すると、「なんだか調子が悪い」「寝てもだるさが抜けない」という「悪い疲れ」が積み上がった状態になっていくのです。

**こうした心身のアンバランスを整える方法となるのが、心と体の疲労レベルを揃えること。**もちろん、精神的な疲れを完全に取り去り、心をリフレッシュし、体の疲労もゼロリセットできれば最高です。

しかし、残念ながらそれはほぼ不可能。生きている限り、私たちの心は何らかのストレスを受け続けます。ですから、体へ適度な疲労を与えることが心身のアンバランスを整える近道になるわけです。

ストレッチ、ウォーキング、スクワットなど、軽い運動によって身体に適度なストレスを与えましょう。

疲れにも「良い疲れ」と「悪い疲れ」があるように、体を軽く動かす運動によるストレスは「良いストレス」だと言えるのです。

休むより動け!

# どうにも動けないときは、計画的に休む

とはいえ、本当にあなたが今、心身ともに疲れ切った状態にあると感じているなら、無理に体を動かすことはありません。精神的な疲れが生じている理由も、身体的な疲れが重くなっている理由も明らかなら、思い切り休みましょう。

ただし、そのときに守ってもらいたいポイントが1つあります。

それはだらだら休むのではなく、「次の土曜日は半日、思い切りだらだらする!」と決めてしまうこと。その間は急な仕事の連絡があっても、家族から何か言われても、スルーします。だらだらする時間をスケジュールに組み込んでしまうのです。

決めた以上は、ただただゴロゴロしたければ思う存分ゴロゴロしましょう。あるいは、好きな漫画のイッキ読みや撮り溜めていた海外ドラマのイッキ見、好きな音楽を聞きながら

お茶を飲むなど、自発的にゆったりした過ごし方をしていくのです。
こうして気持ちをリフレッシュさせ、体を休めることで、心に余裕を取り戻せると自律神経が整っていきます。

## 誤解2
## ●忙しすぎるから疲れていると思っている

2つ目の誤解は「忙しすぎるから疲れている」です。こんな状態が該当します。

「繁忙期に入り、毎日、残業続きでやる気が出ない」
「いつまで続くかわからない介護と仕事の両立でくたくた」
「たっぷり休めたはずの大型連休の後、仕事に戻ったら慌ただしいペースについていけず、五月病のような状態に……」

たしかに、**「忙しさ」と「疲れ」は密接につながっているイメージがあります。**しかし、これまでの人生を思い返してみてください。自ら始めた仕事でも、会社から託された業務でも、自分で「やろう」と決めた後は目が回るような忙しさの中にいても、さほど疲れを感じなかったのではないでしょうか。

締め切りや納期に間に合わせ、可能な限り、質のいい成果を出すことに一生懸命で、気づいたら終わっていた。充実感をともなった疲れが心地よかった、と。あなたもそんな感覚を味わったことがあるはずです。

１章でも触れましたが、私たちは自発的に動いていると、忙しさに疲れを感じても「悪い疲れ」として積み重なることはなく、乗り越えることができます。

では、「繁忙期に入り、毎日、残業続きでやる気が出ない」「いつまで続くかわからない介護と仕事の両立でくたくた」と感じるときと何が違うかと言えば、そこにあるのは意識の差です。

**「やりたい、結果を出したい、喜んでもらいたい」と自発的に取り組むときと、「仕方がない、他にできる人がいないから、やれと言われたから」という意識でやらされるときでは、感じる疲れが１８０度変わってきます。**

これは本人の意識によって受けるストレスの質が変わり、自律神経の乱れ方も変化してくるからです。

気持ちを切り替え、意識を変えることが根本的な対処法となっていきます。同じ忙しさでも自発的に取り組めるようになれば、疲れの質が変わってくるからです。

とはいえ、もし、あなたが今、「忙しすぎるから疲れている」と思っているなら、目の前の忙しさにストレスを感じていることは間違いありません。そして、それは放り出してしまうことのできない種類の忙しさのはずです。

そんな状況で意識を変えるのは、ネガティブな考え方が身についている人がいきなりポジティブシンキングになるのと同じように難しく、簡単なことではありません。

そこで役立つのは、**忙しさを受け流せる〝気持ちの切り替えのテクニック〟を身につけていくこと。**

そうすれば、いきなり自発的に動くのが難しくとも「悪い疲れ」が積み重なっていくのを防ぐことができます。では紹介していきましょう。

# モノを整理すると気持ちも整う

忙しさから受けるストレスを含め、「ストレスはなくすべきもの」と考える人は多いでしょう。しかし、ストレスをすべて悪者と決めつけるのは間違いです。

人が生きていく上で、適度なストレスは役立つスパイスとなります。大事な職務を果たす緊張感、難しい課題への挑戦と試行錯誤。こうした良いストレスによって、私たちは向上心や創造性を磨き、達成感を得ることができるのです。

ところが、実際には本来、対処できるはずのストレスを無駄に増幅させている人も、少なからずいます。

特に「家に帰ってからも、わけもなくイライラする」「1人でいると、なんとなく落ち込む」など、原因がわからないままモヤモヤしている人は要注意です。**悪いストレスは、放置すると増大するという性質を持ちます。**何にイライラしているのかを明確にせず抱え込むうち、気持ちはどんどんネガティブになり、集中力や仕事の精度も落ちていきます。

ですから、ストレスが発生したらすぐに原因を割り出し、対処していきましょう。それも「消そうとする」のではなく、あくまで上手につき合うスタンスが大切です。

例えば、**上司のひと言にイラッときたら、水をひと口飲みましょう。**ストレスを受けた直後は交感神経が上昇し、血管が収縮。血圧が上がり、動悸がしたり、呼吸が浅くなったり、といった体の変化が起こります。

そんなとき、交感神経を静めるために水を一口飲むと、受けたストレスを手早く切り離すことができます。

また、**「ハーッ」と深いため息をつくのも有効**です。息を吐き切ると、その後に吸う空気の量が上がり、自然と呼吸が深くなって副交感神経が活性化します。家族からの遠慮のない言葉や同僚の言動にげんなりしたときは、試してみてください。

ストレスでカーっとしたときは、副交感神経を活性化させるテクニックを駆使することを覚えておきましょう。

忙しさの渦の中で継続的にストレスを受け、倦怠感や無気力感が強くなったときは、交感神経と副交感神経の両方が鈍くなっています。そんなときは**交感神経を刺激する**のが良い対処法です。

**休日に人と会う約束して、外に出るか、会話をするといった行動によって交感神経が活性化します。**ただし、会うなら元気な人にしましょう。ネガティブな人が相手だと、ますます暗い気持ちになるので要注意です。

**デスク周りを片づけるのもお勧めです。**モノを整理整頓すると、心も整理されます。1日20分などと決めて毎日行う習慣をつければ、身の回りは常時スッキリ。片づけるという作業と、それで得られる快適な環境、双方が自律神経のバランスを整えてくれます。

副交感神経を活性化するテクニックと合わせ、双方に共通するポイントは、「体」へのアプローチであること。将来的には意識を変え、自発的に動くことが1つのゴールではありますが、私たちの思考や感情はコントロールが難しい領域です。

性格上なかなかポジティブになれない人もいますし、そもそも自律神経が乱れてしまえば、思考も乱れてしまいます。あれこれ考えを巡らせるより、体を動かして自律神経を整えた方が近道なのです。

# 早くやろうと焦ると自律神経は乱れる

体を動かして自律神経を整えることができたら、「忙しすぎるから疲れている」という誤解への根本的な対処法に取り組む準備ができたとも言えます。

前述したように、自発的に動くよう意識を変えることで、同じ忙しさでも受けるストレスの質が変わり、「悪い疲れ」を感じにくくなります。そんなふうに意識を変えるためのステップとして役立つのが、**「ゆっくり」と構えることです。**

私は30代前半の5年間、イギリスに留学したとき、外科医の教授たちの立ち居振る舞いに接して、「ゆっくり」と構えることの効果に気づきました。教授たちは多忙なはずなのに、問診での話し方はもちろん、診察室でカルテを書くときも、手術をしているときも「ゆっくり」としたペースを守ります。

医療の現場では緊迫する場面も多々ありますが、そんなときも彼らは声を荒げないばかりか、バタバタすることさえもありませんでした。いつも落ち着いていて、動じません。それは仕事だけではなく、紅茶を淹れるときも飲むときも上着を着るときも同じです。

私はゆっくりと動く彼らを見て、その優雅な身のこなし方に憧れながら、1つ大きな疑問を持つようになりました。膨大な仕事量を抱え、忙しいときは急ぐ必要があるはずなのに……と。

私自身、イギリス留学前、留学直後は目の前に積み上げられた仕事をこなそうと、いつもバタバタとして、せっかちで落ち着きのないタイプでした。

ところが、ゆっくり動くイギリスの外科医たちがこなす仕事の量は多く、またその質も極めて高いものだったのです。

そこで思い出したのが、私の恩師が手術中にいつも口にしていた言葉です。

**それは「そこ、処置しておいて、ゆっくり早くだぞ」というもの。**

「ゆっくり」なのに「早く」とは矛盾しているように感じます。しかし、「神の手」を持つといわれる順天堂大学医学部の天野篤教授の手術を見ても、まさに「ゆっくり」なのに「早い」のです。

天野教授も、私の恩師も、イギリスで出会った名医たちも、手術時の手の動きはゆったりとしていながら処置は滑らかで、確実で的確な手順で進んでいきます。

それは下手な医師が手術のときにバタバタしているだけで、無駄な動きが多いのとは対照的です。

**つまり、「ゆっくり」を意識した方が、じつは結果的に早く正確に動けるということです。**

これは医師だけではなく、手を動かすすべての仕事に言えることだと思います。また家事や育児における日常生活の作業でも同じでしょう。

特に焦っているときほど、「ゆっくり」を意識すること。早くやろうと思えば思うほど、**自律神経が乱れ、失敗が増え、苛立ち、やり直す回数が増し、**トータルとして時間がかかってしまいます。

最高かつ最速で作業を終えるには、ゆっくりやることが一番なのです。

# 「ゆっくり」やれば疲れない

**ゆっくり動くことで、最も影響を受けるのは「呼吸」です。**

忙しくストレスの多い現代人は交感神経優位になりがちですが、動きを「ゆっくり」にして呼吸を深くすると、副交感神経を高めることができます。

呼吸法については、腹式呼吸や丹田呼吸などを用いて「ゆっくりと深い呼吸」を健康維持のために取り入れている人も少なくないでしょう。しかし、今こうしている間にも行われている呼吸すべてを、腹式呼吸や丹田呼吸で行うのは至難の業。

さらに、意図的に「常に腹式呼吸で」などと思うと、それ自体がストレスになってしまい、本末転倒の結果になってしまいます。普段の呼吸を意識せずとも深くさせることができれば、理想的。その方法が「ゆっくり」構えることなのです。

「ゆっくり」を意識することは年齢を重ねるにつれ、より大事になってきます。**男性は30歳、女性は40歳を境に、副交感神経の働きが下がっていきます。**加齢によって体力の衰えを感じるのは、交感神経優位で、血管が収縮し、血行が悪くなって、筋肉に血液が不足するためです。同様に、脳にも血液が十分にいかなくなるので、歳をとると、決断力や判断力が衰えます。

これは裏を返せば、**「ゆっくり」と構え、自発的に動くことができるようになれば、副交感神経の働きが高まり、忙しくても疲れない人生を送れるということです。**そのために、普段からゆっくり動く意識を持ち、呼吸を深くして、自律神経のバランスを整えることが重要になってきます。

「ゆっくり」と構えることは、今からでも取り組むことができる意識改革です。

## 誤解3
## ●もう若くないから疲れが取れないと思っている

「若い頃はなんであんなに元気だったんだろう……」

「この年になると、徹夜はしんどいね」

「40代になったら、ぐっと疲れが残るようになった気がする」

あなたも一度や二度、そんなふうに心の中で呟いた経験があるのではないでしょうか。

3つ目の誤解である「もう若くないから疲れが取れないと思っている」は、半分が正解で、半分が誤解です。

じつは自律神経の研究によると、男性は30代、女性は40代になると副交感神経の働きが低下することがわかっています。つまり、加齢が原因となって「副交感神経の働きが低く、交感神経が優位」という自律神経の乱れが生じやすくなるのです。

実際、私も30代になってからは急激に「疲れ」を感じるようになりました。学生時代に野球とラグビーをしていたので体力には自信があり、20代は三日三晩寝なくても平気で仕事ができました。

それが30代になると、当直での深夜勤務がきつくなり、「今日は当直か……行きたくないな」と感じるようになったのです。当時はまだ自律神経についての研究をしていませんでしたから、単に「これが年を取るということか」と密かにがっかりしていたものです。

ところが、それは副交感神経の働きが下がったからでした。

今、後輩たちから同じような悩みを聞くと、「男性は30歳を入り口に副交感神経の働きが下がっていくからだ」と答えるようにしています。

**副交感神経の働きが下がると、新しいことに挑戦するのが億劫になり、また慣れない環境に飛び込むとなかなか馴染めないという感覚が強くなります。**

若い頃は副交感神経の働きが高いので、一瞬、自律神経が乱れたとしてもすぐにリカバリーできました。

しかし、男性は30代以降、女性は40代以降になると、喜怒哀楽のいずれにしろ、新しいストレスによる感情の変化を受け止めるのが苦手になっていきます。その結果、新しい変化に向かうのが面倒になり、「疲れた」が口癖となっていってしまうのです。

また、女性は40代以降、更年期障害の症状が出始めます。これもそれまで整っていた自律神経のバランスが乱れたことが、要因の1つになっているのです。

このように、「もう若くないから疲れる」のは事実です。しかし、**「若くないから疲れが取れない」ということはありません。**

# 加齢からくる自律神経の乱れを整える

ポイントは、加齢によって下がりがちな副交感神経の働きをいかに高めるかにかかっています。3章で紹介する「4つのストレッチ」、「睡眠環境の改善」、「心を整える5つのテクニック」はもちろんのこと、次のような生活習慣を取り入れていきましょう。

どちらも「健康」について意識的になり、情報を集めたことのある人には「それ、知っている」という取り組みです。しかし、知っているのと実践し、継続することの間には大きな隔たりがあります。

## ●1日の終わりに、ぬるめのお風呂にゆったり入る

入浴は副交感神経の働きを高める習慣です。

暖かい季節はシャワーで済ませる人も少なくないと思いますが、1日の終わりにはでき

るだけお風呂にお湯を張り、じっくり浸かりましょう。できれば最初の5分は肩まで、その後は湯量を調整してみぞおちが浸かる程度にし、**半身浴を10分ほどというのが副交感神経の働きが高まる入浴の仕方です。**

また、食後1時間以上あけ、就寝1時間前くらいがベストの入浴のタイミングとなります。ただし、湯温が高すぎるとかえって交感神経を刺激してしまうので、38〜40度の「ややぬるめ」に。

**下半身を中心にじっくり温まることを心がけると、体に負担がかかることなく自然に副交感神経を高めることができます。**

リラックスした状態で寝床に入ることによって質のいい睡眠が得られるはずです。

## ●寝起きのコップ1杯の水、食物繊維で腸内環境を改善する

腸は自律神経と密接に関係しています。

腸の働きが活発になると、副交感神経が優位になることがわかっています。そこで、朝、寝起きにコップ1杯の水を飲みましょう。**ポイントは「飲み物を一気に腸へと送り込む」ことです。**

すると、胃・結腸反射という現象で、胃に入った液体の重みによって腸が働き始めるスイッチが入ります。朝からきちんと腸が動き出すことで自律神経のバランスが整い、血液の流れも良くなっていきます。

一般的に腸は消化のための器官と考えられがちですが、じつは新鮮な血液を作り出すために大きな働きをし、体内に送り出すスタート地点にもなっています。ですから、腸の働きが低下し、便秘がちになってしまうと、腸内環境が悪化。質の悪いいわゆるドロドロした血液が体内を循環することになります。

こうなると、「悪い疲れ」が溜まるだけでなく、糖尿病などの生活習慣病や肥満といった症状だけなく、思考が後ろ向きになるなどメンタルにも悪影響を及ぼします。

私は1995年から順天堂大学で「便秘外来」を開設していますが、便秘に悩むのは女性というイメージとは異なり、男性の患者さんも少なくありません。特に40代以降、公私にストレスの高まる世代になると便の悩みも高まるようです。

少し想像してみてください。真夏に生ゴミを出し忘れ、キッチンに放置してしまうと嫌な臭いが室内に充満してしまいます。じつは便秘のときの腸内では同じことが起きています。

私たちの体温は36度前後。便秘のとき、腸内には排出されない不要物が溜まっています。これは真夏に生ゴミを放置しているような状態。こう考えると、腸内環境が悪化していくイメージが掴めるのではないでしょうか。

とはいえ、便が出ないからといって下剤で処理するのは緊急時以外お勧めしません。下剤での排便はその場しのぎに過ぎないからです。**大切なのは、腸のぜん動運動（不要物を押し出す力）をサポートすること。**そのためには水を飲む、マッサージをするなど、腸を刺激すると効果的です。

また、乳酸菌と食物繊維を積極的に摂ることも役立ちます。腸内には1000種類以上の腸内細菌が存在し、腸内環境がいい人は善玉菌が2割、悪玉菌が1割、日和見菌が7割という割合になっています。

腸内環境が善玉菌優位になっていると、質のいい血液が作られ、肝臓や心臓などの臓器に好影響を及ぼすこともわかっています。

実際、頑固な便秘と決別した私の患者さんは、肝臓などの血液検査の数値が改善。冷え性、肌荒れ、睡眠障害といった一見、腸と関係のないような症状まで治まりました。

そこで、腸内環境を改善するため、2つの食習慣を取り入れていきましょう。

1つは、**1日の生体リズムとして副交感神経が高まる夕方から夜の時間帯に、乳酸菌やビフィズス菌が豊富な機能性ヨーグルトなどの発酵食品を食べること。**

もう1つは**腸内細菌を助ける食物繊維の多い食事を心がけることです。**

消化吸収されにくい食物繊維は乳酸菌やビフィズス菌を腸に届ける乗り物のような役割を果たします。

アボガド、オクラ、山芋、海藻、納豆、イチゴなど、水溶性の食物繊維を多く含む食材を毎日のメニューの中に組み込んでいきましょう。

疲れたら動け！

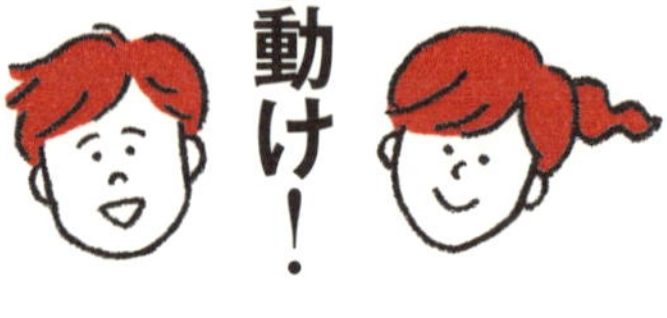

# 第3章

# これでスッキリ！疲れが100%消える休み方

# この「動き」で疲れを吹き飛ばす!

職場で、自宅で、外出先で、ストレスを受けたと感じたら、そのままにせず「動く」ことを習慣づけていきましょう。

受けたストレスをそのままにしておくと、交感神経の働きが高まり、自律神経のバランスが乱れ、心身に「悪い疲れ」が蓄積していきます。この状態を放置していると、血液の流れが滞り、体がだるくなってしまうのです。

2章で「医師としては、疲れているときほどアクティブレスト=軽く体を動かすことをオススメしたい」と書きましたが、**じつは体が重く、だるくなってから運動するよりもストレスを受けたと感じたときに対処する方が効率的です。**

そこで、3章では職場や自宅、外出先ですぐに実践することができる**「4つのストレッチ」**を紹介します。

いずれも特別な道具は必要なく、あなたの体と自重をうまく使い、血液の流れを改善。**自律神経のバランスを整え、疲れの原因となる疲労物質を排出しやすくする効果を得られます。**

それぞれのストレッチの所要時間は1つにつき15秒～30秒です。

「今日の仕事はちょっとしんどいな」

「デスクワークで座り続けて首、肩が凝ってきた」

「洗い物に集中していたら腰が張ってきた」

「義母の愚痴を聞かされているうち、気分がどんよりしてきた」

そんなふうにストレスと疲れを感じたタイミングで、軽く体を動かしましょう。筋肉の緊張がゆるみ、コリやハリが改善されるだけでなく、鬱滞によって下がってしまったメンタルも回復します。

**疲れたら、この4つのストレッチで疲労感を吹き飛ばしましょう。**

# 1. ストレスを撃退！職場でできる15秒ストレッチ

4つのストレッチで狙うのは、「顔」、「肩」、「胸」、「腰」の各部位です。

顔には30種類以上の表情筋や噛むときに使う咀嚼筋など、たくさんの筋肉があります。昔から「表情が暗くなる」「眉間にシワが寄る」「顔がむくむ」「目の下にくまが出る」などと言うように、**心身が疲労すると、それが顔に現れるのです。**

もし、近くに鏡があれば、あなたも自分の顔を観察してください。

特にチェックして欲しいのは、次の3つのポイントです。

◉眉間のしわ
◉奥歯の食いしばり
◉目の疲れ

無意識のうちに眉間のしわが深くなっていて、奥歯をぐっと噛みしめ、瞬きのたびに目の疲れを感じるようなら、それはかなりストレス過多な状態です。

顔のストレッチによって周囲の筋肉をゆるめ、リラックスさせてあげましょう。血流が改善すれば、顔色が良くなり、眉間のしわがほぐれ、口元の緊張も取れ、目に光が戻ってきます。

続いて、狙うのは「肩」です。

スマホ、パソコンが手放せない生活を送る人の多くが大なり小なり、肩コリ、首コリに悩まされています。

これは画面を見つめることで姿勢が前傾し、僧帽筋を始め、肩コリ、首コリの原因となる筋肉がこわばるからです。

**当然、首肩がこわばれば血流も滞ります。**そこで、そのコリが慢性的なものになる前にストレッチで解消していきましょう。

幸い肩関節は柔軟で可動域が広いため、セルフケアで緊張を解くことができます。日中は1時間に1回を目標に、ゆっくりと鼻から吸って、口から吐く深い呼吸とともにストレッチを行っていきましょう。

3つ目のストレッチの狙いは、「胸」。ここがこわばると無意識のうちに呼吸が浅くなります。すると、全身の倦怠感を招くことに。

逆に言うと、**胸をゆるめることで、呼吸が深くなり、全身の血流が改善され、自律神経のバランスが整うのです。**

今回はイスに座りながらできるストレッチを用意しました。腕を真下にぶらさげることで、同時に巻き肩になりがちな肩関節もケアできますので、ぜひ試してみてください。

最後、4つ目のストレッチの狙いは「腰」です。

**前屈しながら上半身の重みを使って左右に揺れるという動きによって腰回りをゆるめ、心身をリラックスさせます。**

日頃、運動習慣がない人、デスクワークが中心で日中はあまり動かない人など、運動不足と疲れを感じているなら、ぶらぶらと体を揺らしてみてください。

ゆったりとした呼吸と組み合わせることで、速やかに血流が改善していくことを実感できるはずです。

では、さっそく具体的なストレッチの方法を解説していきましょう。

なお、ここで紹介するストレッチは、本書の出版元であるクロスメディア・パブリッシングが運営する疲労回復専門ジム「ZERO GYM（ゼロジム）」と協力して作成したプログラムです。

# 「顔」の緊張をほぐす

顔には表情を作る表情筋、噛むときに使う咀嚼筋など、たくさんの筋肉があります。こうした顔の筋肉のこわばりをゆるめることは、心身の疲労改善につながるのです。

## 疲れたときは こんな顔になっています！

### 眉間のしわ

自分ではリラックスしているつもりでも、眉間に縦じわが寄ったままの不機嫌顔になっていたら要注意。ストレスによって目の周りの筋肉に力が入り、凝り固まってしまった状態です。

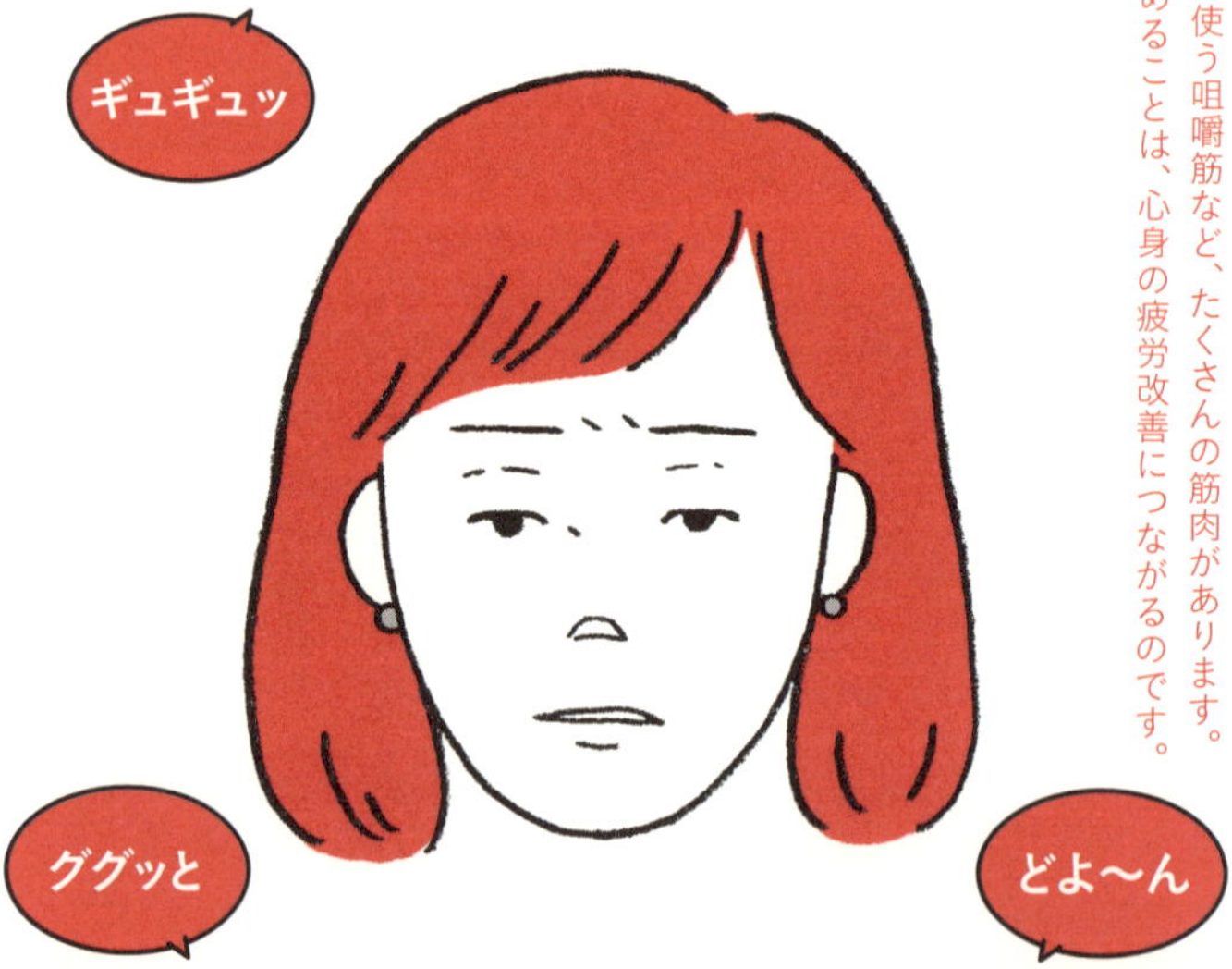


### 奥歯に力が

無意識のうちに、奥歯に強い力が入っていませんか？ ストレスがかかると力みが生じ、顎に力が入ります。奥歯の噛みしめは肩こりや頭痛の原因に。また、食いしばりが常態化されることがあります。

### 疲れ目

目がかすむような疲れは感じませんか？ また、瞳が乾燥している感覚、まぶたが重く疲れを感じているようなら要注意です。パソコンやスマホの使い過ぎによる眼精疲労の疑いがあります。

# まずは…
# 眉間のしわをとる

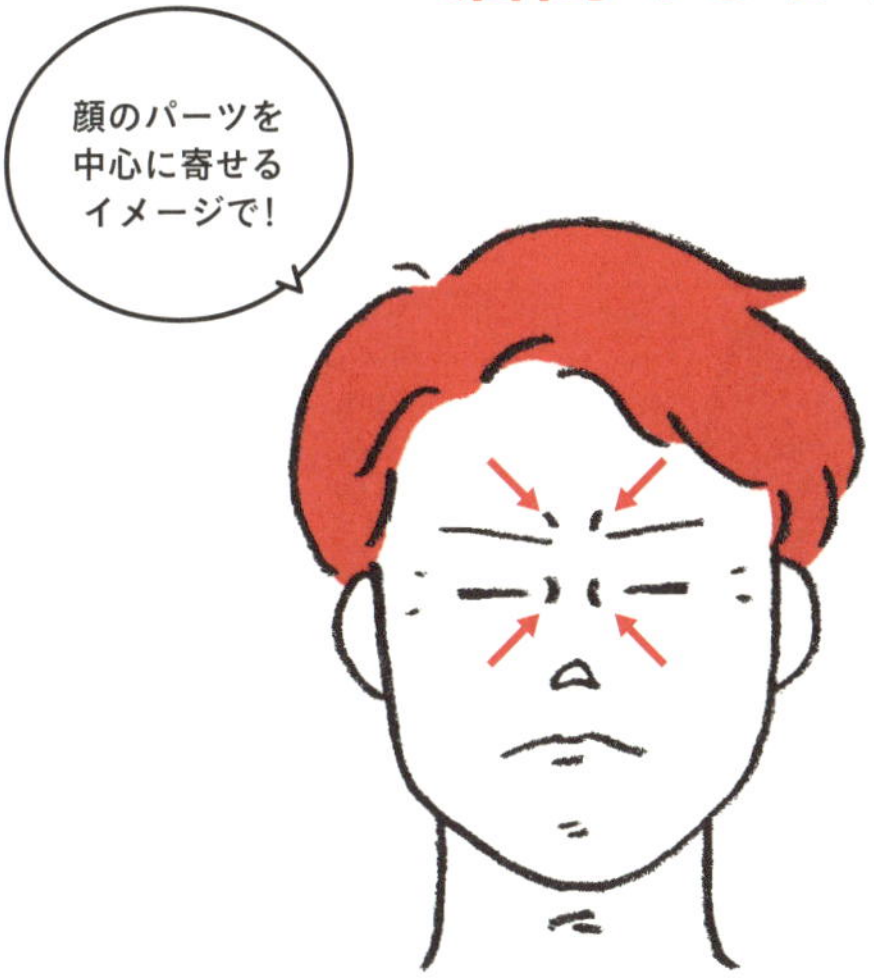
顔のパーツを
中心に寄せる
イメージで!

手順❶

## ぎゅっと顔を縮めます

❶ 5秒間、ストレッチ前の顔を観察します

❷ 眉間の他、力が入っている場所を確認

❸ 目の周りと口元を意識して顔を縮めます

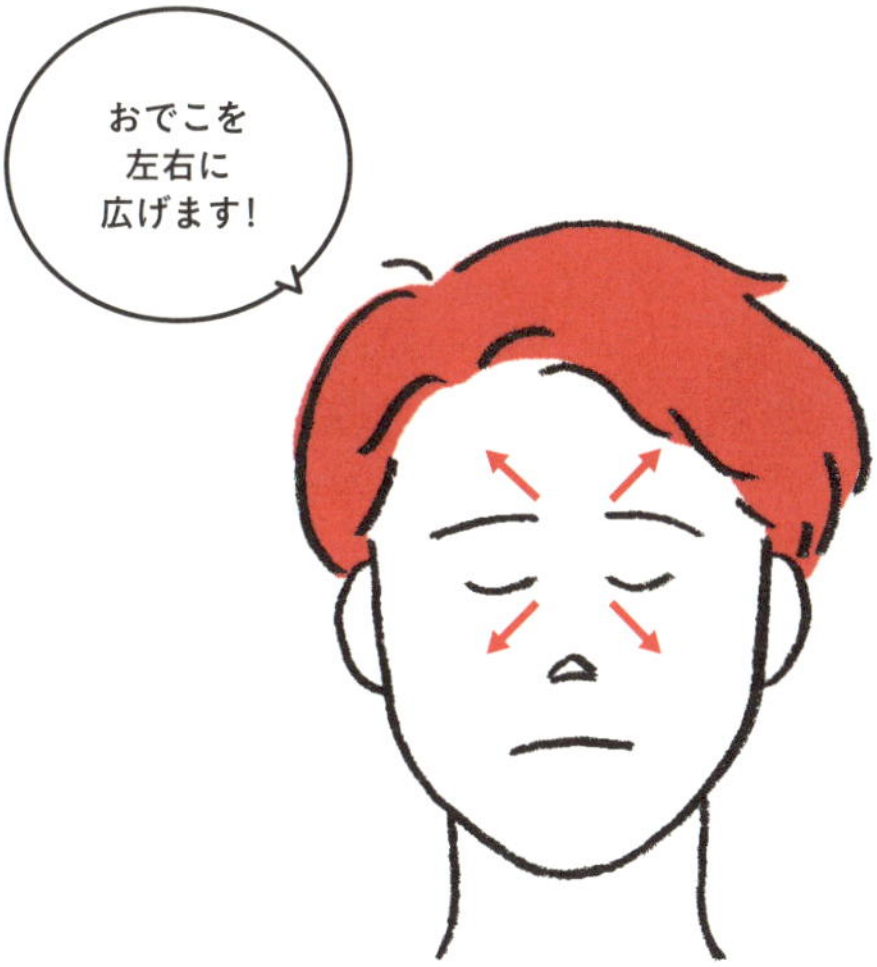
おでこを
左右に
広げます!

手順❷

## 一気に顔の力をほどきます

❶ 顔の筋肉がゆるみ、緊張がほぐれます

❷ 額を中心に眉間を左右に広げるイメージで

❸ 鼻から吸い、口から吐く深呼吸を3回行います

# 次に……
# あごの噛みしめをとる

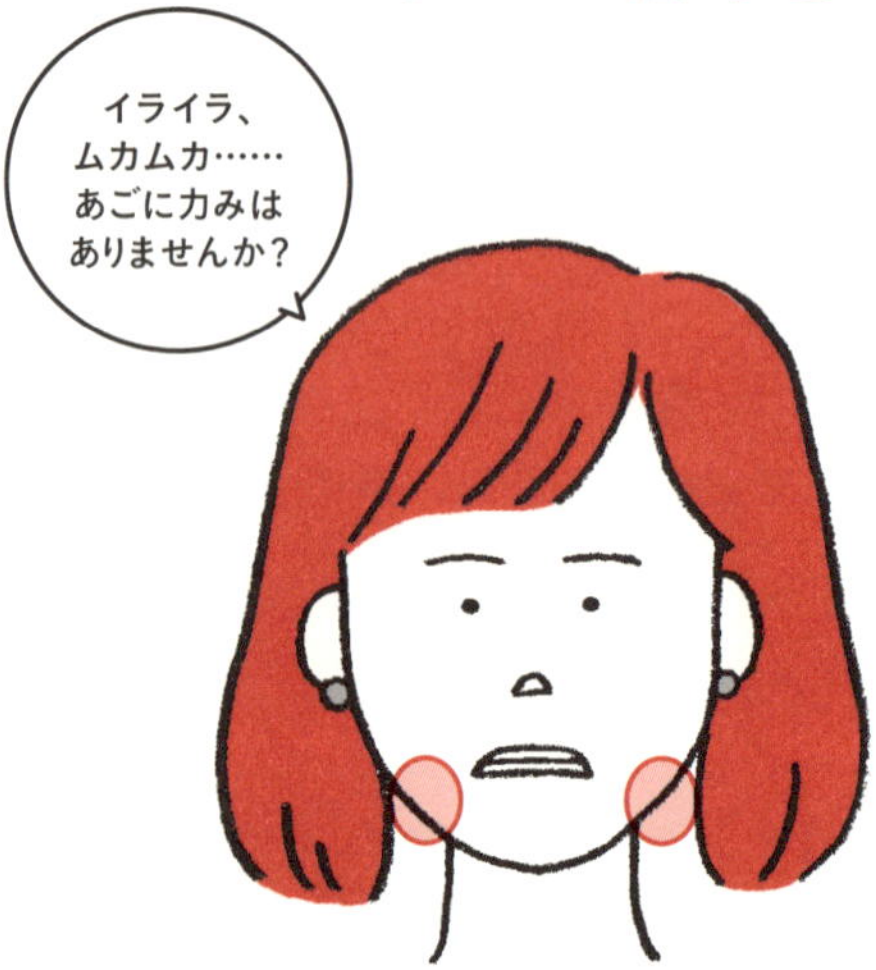
イライラ、
ムカムカ……
あごに力みは
ありませんか？

手順❶

## 奥歯に力が入っているか確認

❶ 5秒間、ストレッチ前の顔を観察します

❷ あごに力が入っていないか確認

❸ 奥歯を上下にぐっと噛みしめていませんか？

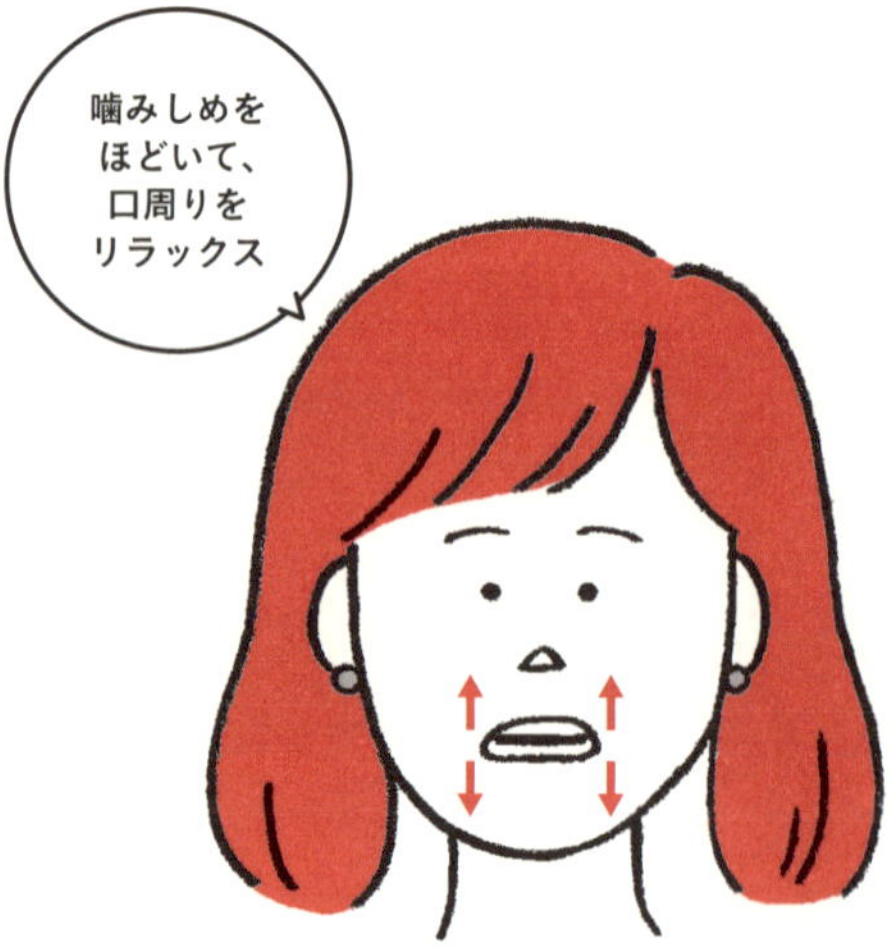
噛みしめを
ほどいて、
口周りを
リラックス

手順❷

## 上の歯と下の歯を1ミリ離します

❶ 意識的に奥歯の上と下の歯を離します

❷ 歯と歯の間に空間ができたら、深呼吸

❸ 下あごの重さを感じながら口元全体をリラックス

# 最後に……
# 目の疲れをとる

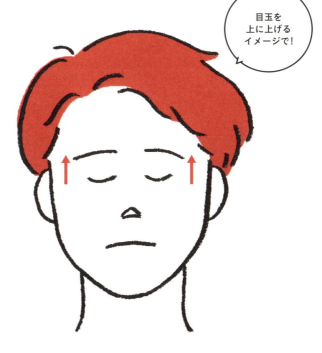

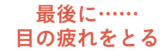


手順❶

## 目を閉じたまま上を見上げます

❶ まぶたを軽く閉じます
❷ 額の上を見るようなイメージで目線を上に
❸ 目玉を上に向けた状態で深呼吸を3回
❹ まぶたをゆっくり動かし、目をあけます

効果

**ストレスや焦り…悪い疲れが溜まり、こわばっていた顔がゆるんでリラックス！**

疲れを取る動き② 肩の上げ下げ運動

# 「肩」の力を抜いてリラックス

顔と同じく、肩も緊張やストレスで力が入りやすい部位です。その上、パソコンやスマホを使う時間が長いため、肩への負担は大きくなりがち。そこで肩の力をスッと抜く動きを紹介します。

## 肩のこりが消える!

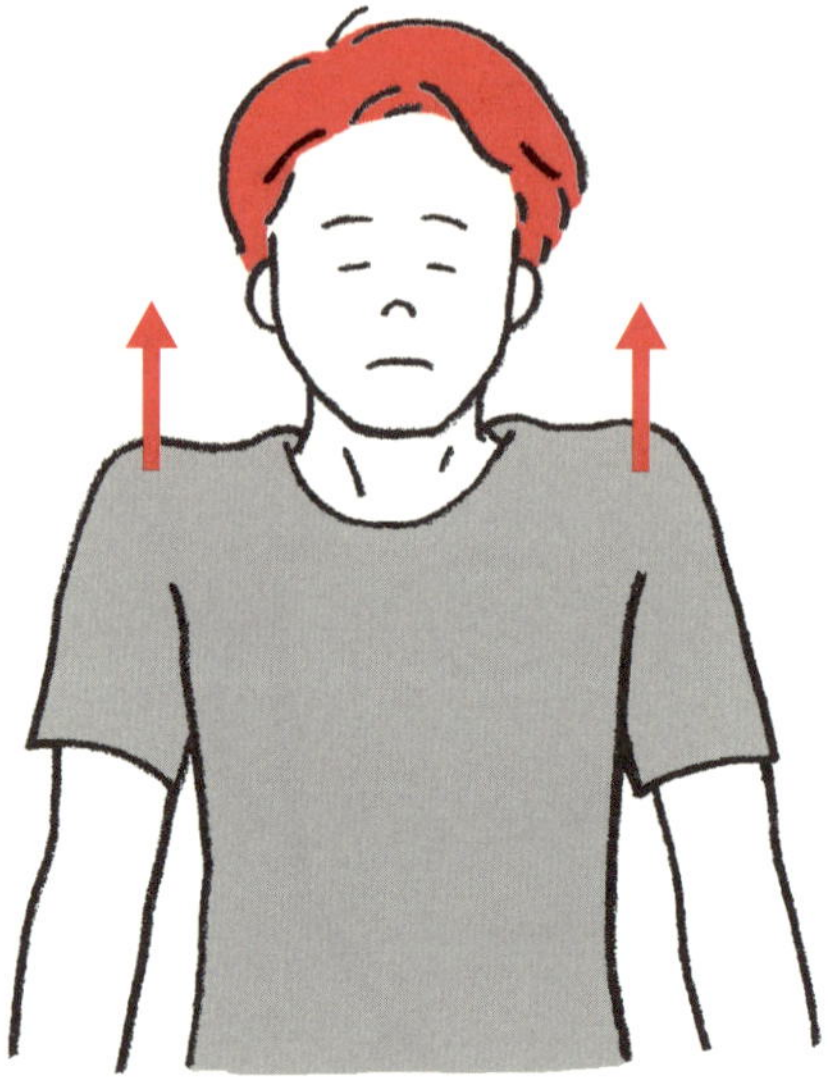

手順❶

### 背筋を伸ばし肩を引き上げる

❶ 胸を張り、丸まった背筋を伸ばします
❷ 次に肩を耳たぶの方へ引き上げます
❸ 首をすくめるようなイメージで、息を吸いながら行います

効果

**疲れが溜まり、緊張していた肩の力がフッと抜けて、気持ちが軽くなる!**

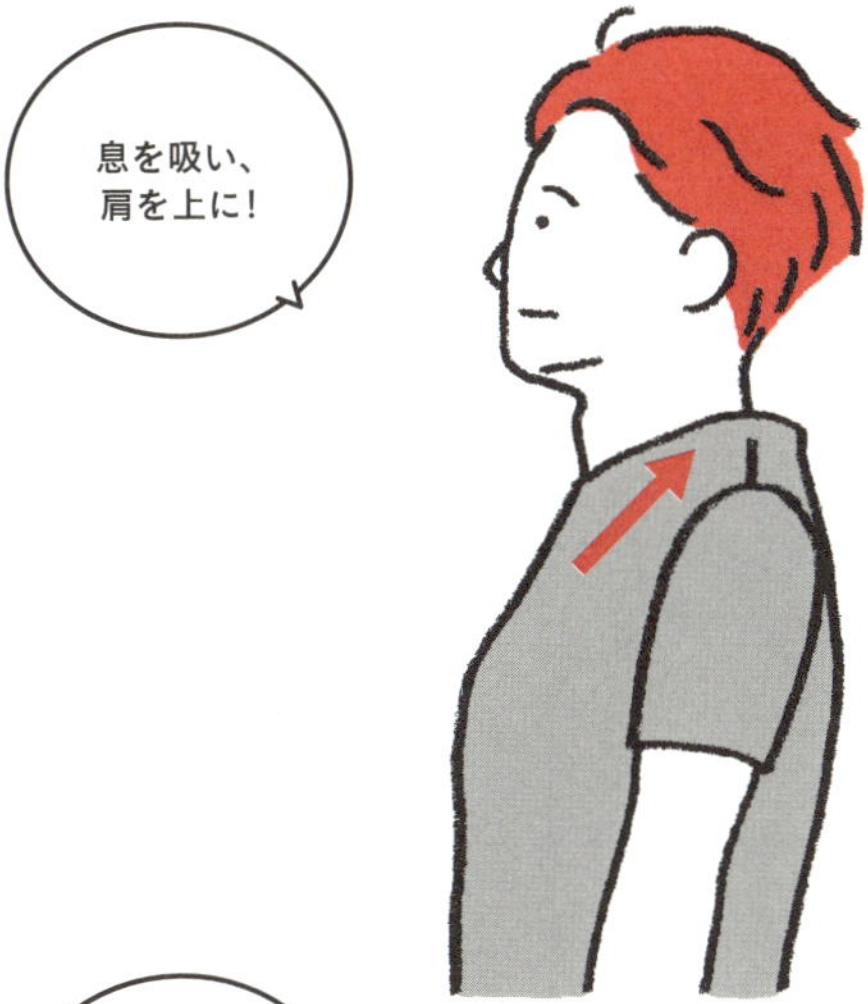
息を吸い、
肩を上に!

手順❷

## 肩を脇の後ろの方に引き上げる

❶ 肩を上に引き上げるときの注意点です
❷ 肩を前に出さず、後ろに引き上げましょう
❸ 脇の後ろの方に引く意識を持つとうまくいきます

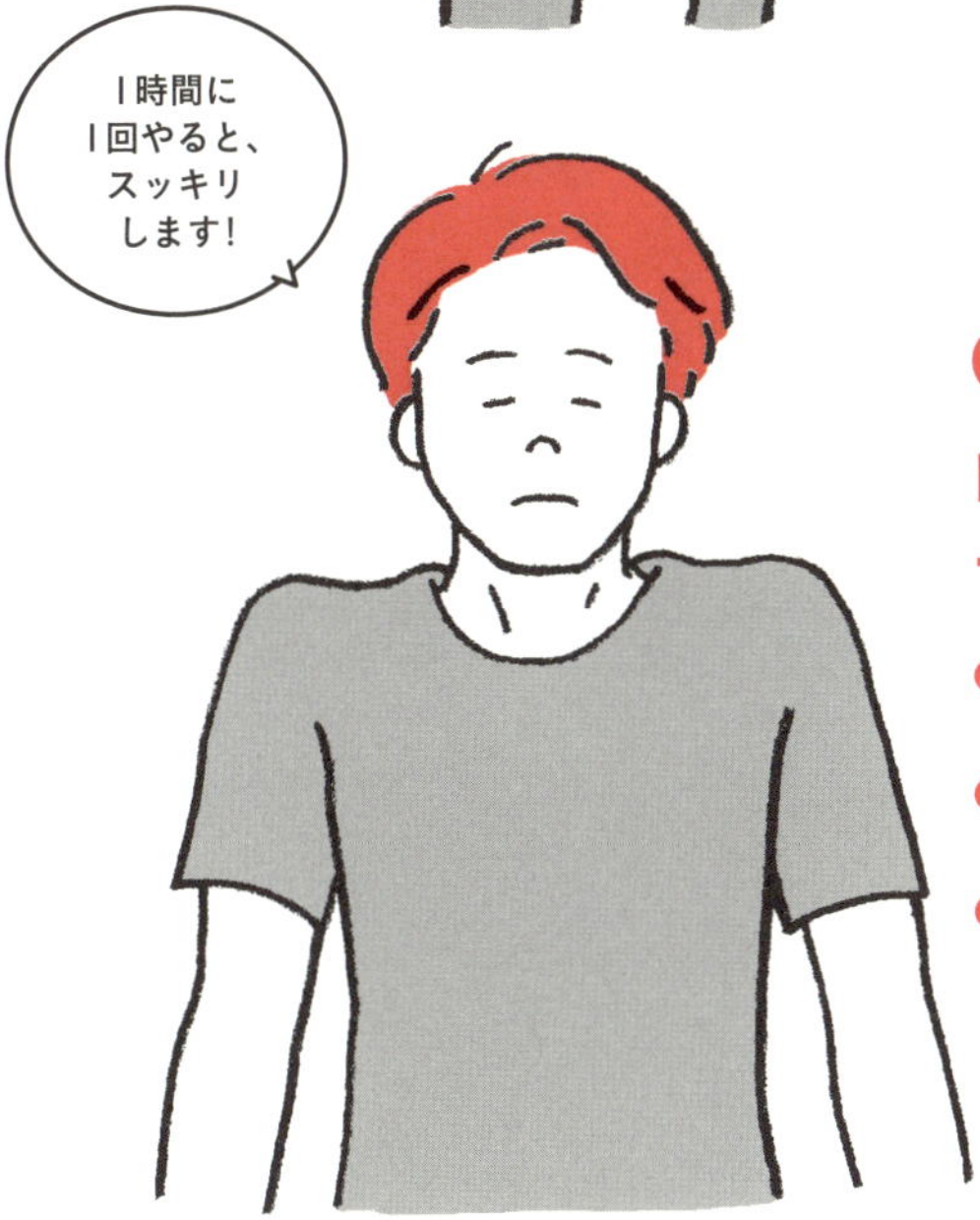
1時間に
1回やると、
スッキリ
します!

手順❸

## 吐く息とともに一気に力を抜く

❶ 息を吸いながら肩を後ろに引き上げたら……
❷ 吐く息とともに一気にストンと肩の力を抜きます
❸ このとき背筋が丸まらないよう注意しましょう

疲れを取る動き③ 反って深呼吸

# 乱れた呼吸を整える

デスクワークを行う人は無意識のうちに、呼吸が浅くなります。すると、血流が落ち、倦怠感に悩まされることに。そこで、簡単にできる姿勢改善のストレッチを紹介します。

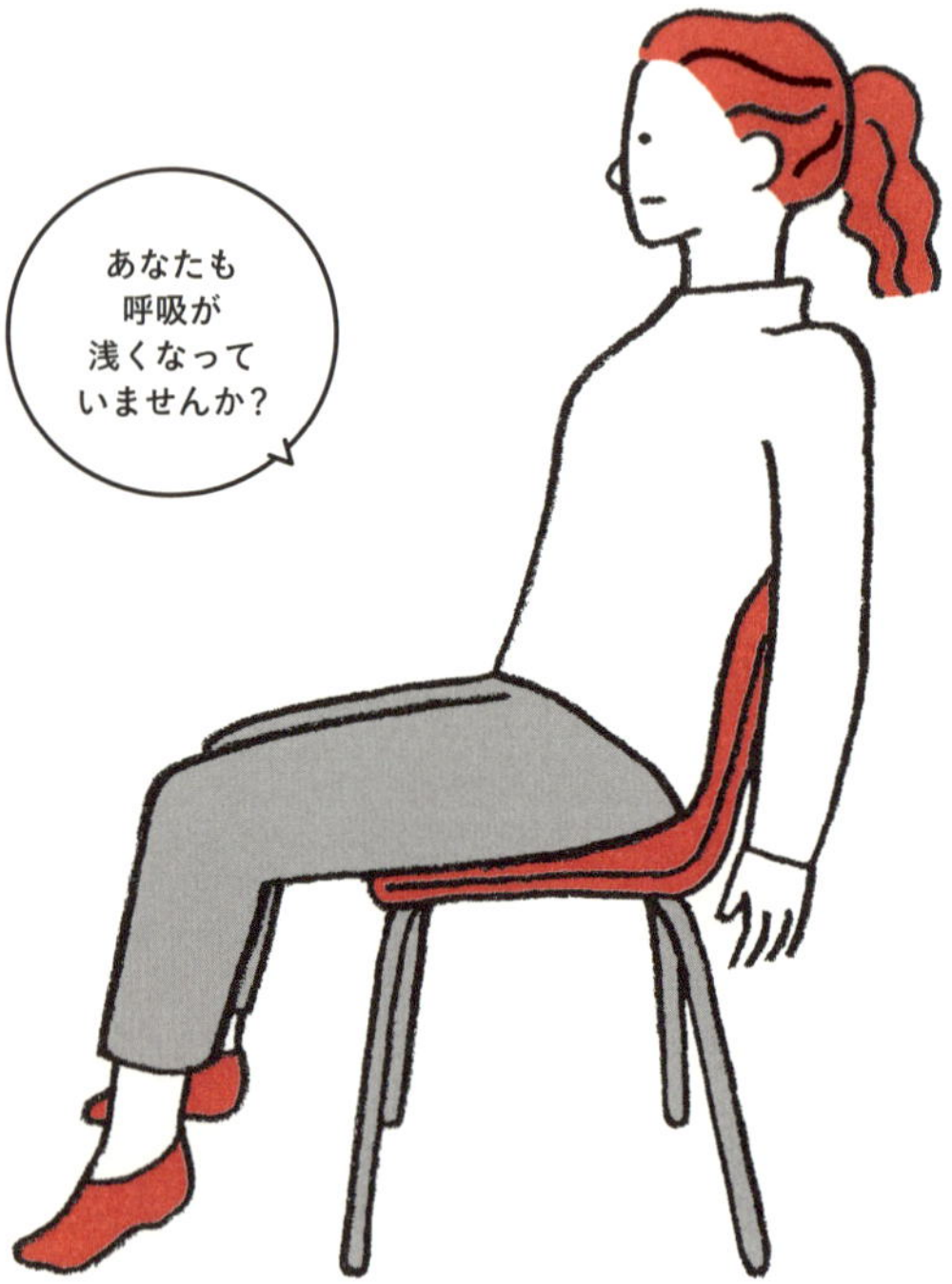


手順❶

## 肩甲骨を椅子の背もたれに置く

❶ 足を腰幅に開いて椅子に腰かけます
❷ 肩甲骨を椅子の背もたれに乗せます
❸ 腕をだらんと真下に垂らしましょう

効果

**疲れで前かがみになっていた体を引き起こす。深呼吸してリラックス!**

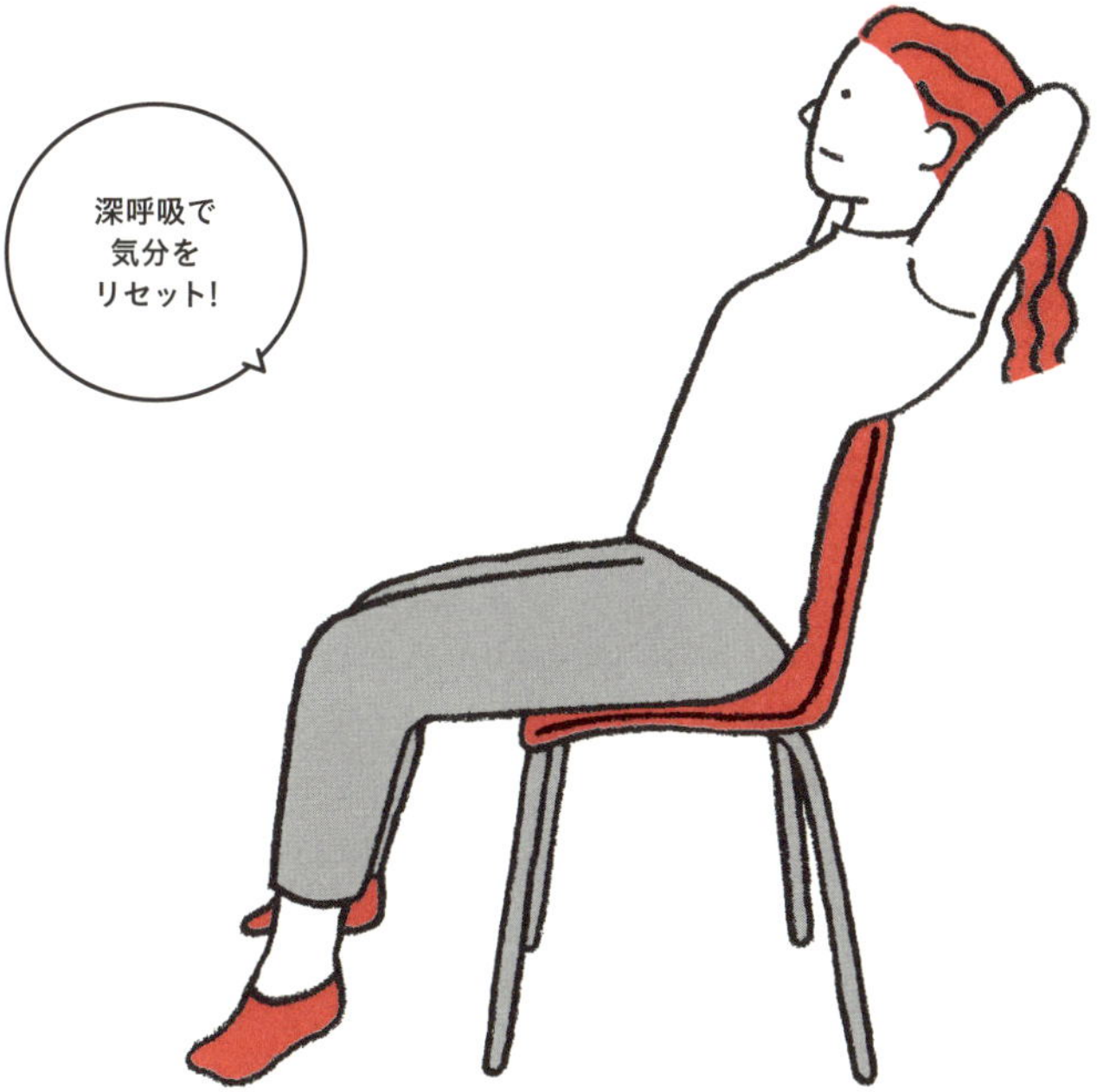


手順❷

## 胸を大きく開いて3回深呼吸

❶ みぞおちを斜め上に向け、胸を大きく開きます

❷ 首が後ろに反る場合は手で後頭部を押さえます

❸ そのままの姿勢で3回深呼吸をしましょう

悪い疲れをとる

# 滞った血の巡りをよくする

仕事中は脳も体も緊張状態。呼吸も浅くなり、血流も低下気味。そんな状態を短時間で改善するのに最適な方法が、前屈して体をゆらす脱力系ストレッチです。

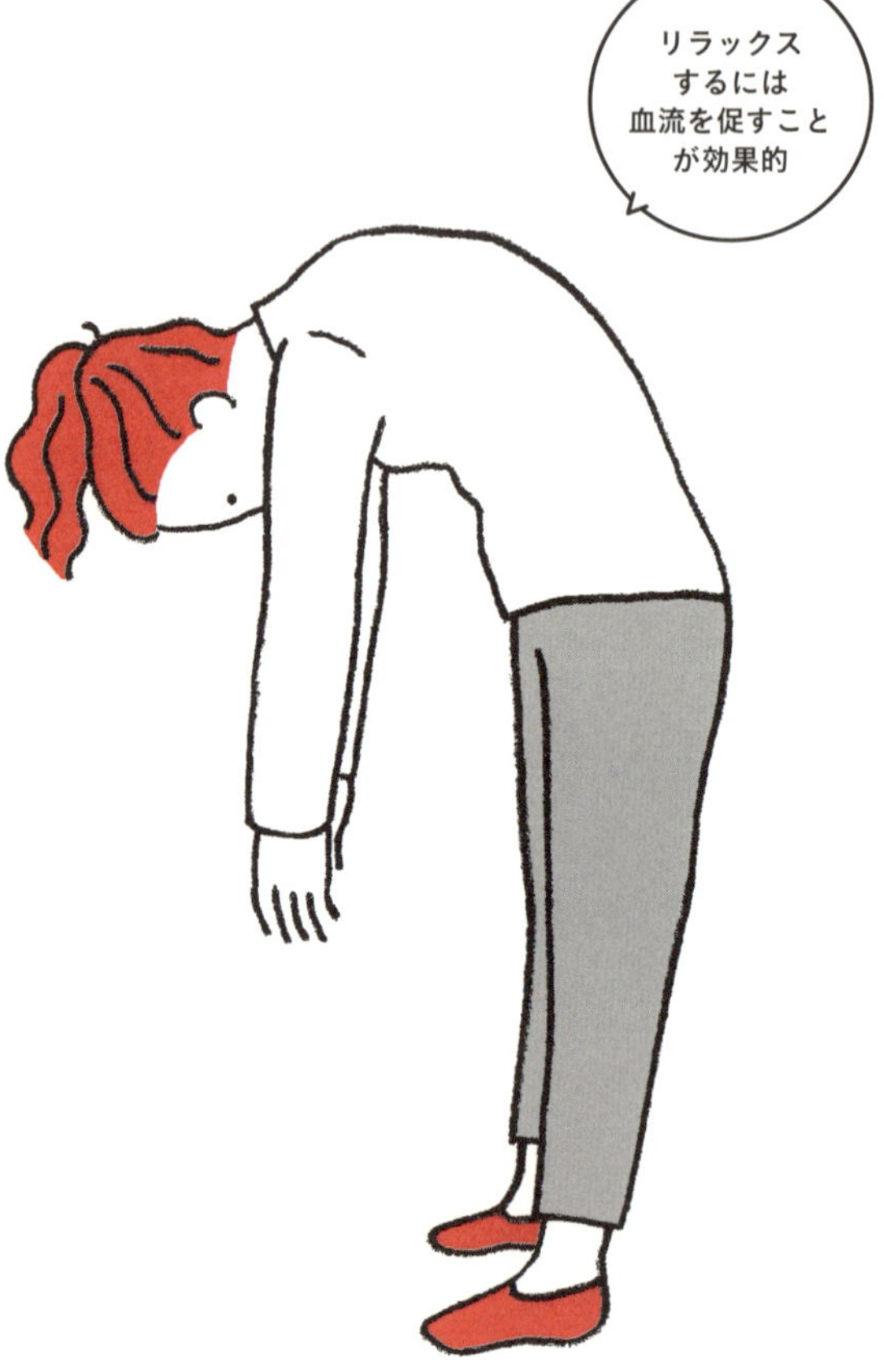
リラックスするには血流を促すことが効果的

手順1

## 足を肩幅に開き、前屈する

1. 足を腰幅に開いて、力まずに立ちましょう
2. 両手を下にだらんと垂らし、前屈します
3. 上半身の重さを使って無理ないところまででOKです

効果

## 仕事中も、寝る前も効果大! “揺れる前屈”で血流がよくなり、気持ちが落ち着く

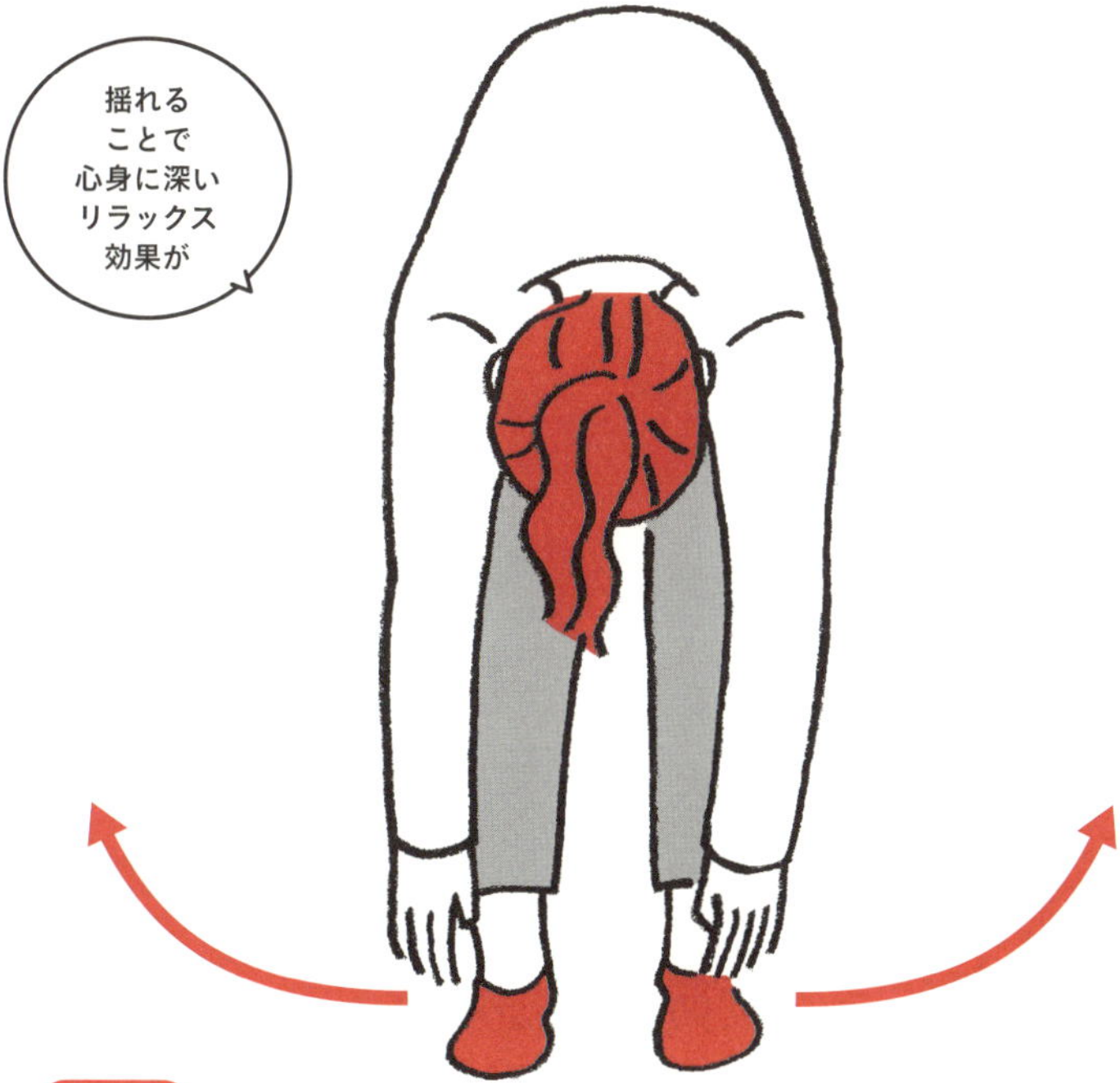


手順❷

## 腰を左右にゆする

❶ 背骨をしならせるようなイメージで腰を左右にゆすります

❷ 頭は振り子のようなイメージで揺れます

❸ 徐々に揺れを小さくし、一息大きく吐いて、頭が最後になるようにゆっくり起き上がります

悪い疲れをとる

休むより動け!

# 2. 自宅でできる！「疲れ」が消える眠り方

1日の暮らしの中で自律神経のバランスを整えるのにもっとも適しているのが、眠っている時間です。

私も若い頃は「三日三晩寝なくても大丈夫」と誇らしげに語っていましたが、自律神経の研究を進めれば進めるほど、まったくの誤りであったと感じています。

徹夜で短期的に成果が出ることはありますが、人生での長期的な成功を考えたときにはよく眠ることが必要不可欠。**質の良い睡眠を取ることは、そのまま「悪い疲れ」から心身を回復させることにつながります。**

「疲れない働き方」として紹介したストレッチが、その日に受けたストレスをその場で逸し、自律神経の乱れを遠ざける対症療法だとすると、快適な睡眠は「悪い疲れ」そのものを一気に軽減する原因療法と言えるからです。

◉疲れているはずなのに、寝付きが悪くて悩んでいる
◉それなりの睡眠時間を確保しているのに、疲れが抜けない
◉2時、3時に目が覚めてしまって、眠りが断続的で困っている

睡眠に関してこんな悩みを抱えているなら、これから紹介する睡眠環境の改善方法を参考にあなたなりの快適な眠りを手に入れましょう。それが「悪い疲れ」そのものを取る近道となります。

## ●長時間睡眠＝快適な睡眠ではありません

睡眠に関して「短時間しか眠れない」と悩んでいる人は少なくありません。ただし、この悩みの核となっている「短時間」は主観的で定義が曖昧です。

例えば、「長く寝ていたいのに、思っていたより早く目が覚める」「熟睡した感覚があまりない」といった場合、本人に睡眠時間を聞くと「6、7時間」というケースも多々あります。

じつは厚生労働省の「睡眠指針」では、「健康な人の睡眠時間は加齢とともに自然と減っ

ていく」としたうえで、適切な睡眠時間を25歳で約7時間、45歳で約6・5時間、65歳で約6時間としています。

つまり、4時間、5時間の睡眠はたしかに短い眠りと言えますが、6時間眠っているなら「短時間しか眠れない」と悩むほどの睡眠不足ではないのです。

むしろ、睡眠と健康の研究データを見ていくと、**長時間の睡眠の方が心身の健康を損なう可能性を高めることが指摘されています。**

アメリカのマサチューセッツ工科大学が行った睡眠と糖尿病の関係を調べた研究によると、糖尿病患者が最も少なかったのは7時間睡眠の人たちでした。これが5時間以下の睡眠の場合、発症率が2・6倍となり、8時間以上の睡眠では、3・6倍に跳ね上がることが報告されています。

また、40代以降の長すぎる睡眠は、記憶力と意志決定能力＝脳認知能力を低下させ、心疾患やうつ症状の発症頻度も増加させるという研究データもあります。

厚生労働省の「健康づくりのための睡眠指針」でも、9時間以上寝床にいる人は、9時間未満の人よりも中途覚醒を起こしやすく、血流を悪化させてしまう可能性が高いとされています。

**寝すぎで体がだるくなるのは、長時間、体を動かさないことにより、筋肉が過度にゆるみ、血管が過剰に拡張して血流が悪くなり、酸素や栄養素の供給が滞ってしまうことで起こる症状です。**

つまり、心身ともにベストな状態を維持する熟睡を得るためには、長時間寝すぎないこと。そして、「ああ、気持ちいいな」という感覚で眠りにつき、目覚めたときは「ぐっすり眠った」「疲れが取れた」という感覚になる状態。それが、最高の睡眠なのです。

## ●睡眠のゴールデンタイムは22時から2時の4時間

最近は睡眠に関する書籍も多く出版されており、皆さんも睡眠にゴールデンタイムがあることをご存知かもしれません。

「睡眠のゴールデンタイム」は、22時から2時の時間帯。この時間帯に眠ると成長ホルモンが活性化されて、1日の間に受けた疲労、特に精神的なストレスからくる「悪い疲れ」が取れていきます。

成長ホルモンと聞くと、成長期の若者特有のものと思われるかもしれませんが、違います。**おじさんになっても、おばさんになっても、成長ホルモンは睡眠中に分泌され、傷つ**

**いた細胞を修復し、疲労を回復させてくれているのです。**

とはいえ、「仕事が忙しくて、家に着いたら21時、22時。ゴールデンタイムだと言われても、そんなに早く寝られないよ」という人もいるでしょう。

そんな場合、1時間でもいいので睡眠のゴールデンタイムに眠ることを心がけてください。**4時間あるゴールデンタイムのうちの1時間を活用するだけでも、疲労の回復度は大きく変わってきます。**

また、長年の夜型生活が染み付き、22時どころか2時にも眠くならないということであれば、とにかく寝床に入って目を閉じ、体を横たえましょう。

それだけでも心身が休まり、睡眠のゴールデンタイムから得られる効果をある程度、得ることができます。

早寝早起きがしんどい人は、こうした方法で少しずつ体を慣らしていくことが大切です。あきらめずに続けていれば、次第にゴールデンタイムに眠くなるようになるはずです。

「ぐっすり眠った」「疲れが取れた」という感覚とともに目覚める状態を実現するには、睡眠のゴールデンタイムを活用することが欠かせません。

あなたが仕事で成果を出すことが求められているのなら、しっかりと眠ってフレッシュな状態で目覚めることが必要です。そういう意味では、質のいい睡眠時間の確保こそ、現代人の最重要課題なのです。

## ●眠る前の2時間、スマホやパソコンは手の届かない場所に

「ああ、気持ちいいな」という感覚で眠りにつくためには、ベッドに入る1時間前、できれば2時間前からスマホやタブレット、パソコンと距離を置くようにしましょう。

スマホやタブレット、パソコンの画面が発するブルーライトが脳を覚醒させ、安眠を妨げることは広く知られるようになってきました。

もちろん、それも理由の1つではありますが、**それ以上にストレスを寝室に持ち込まないためです。**

ほとんどのストレスは人間関係から生じます。一人暮らしの人も、家族と一緒にいる人も、家に帰って寝室に入れば、ストレスの発生源である人間関係から解き放たれるはずです。

ところが、スマホやタブレット、パソコンを寝室に持ち込んでしまうと、ネットを経由

した人間関係も一緒に入ってきてしまいます。

例えば、ＳＮＳでの友人知人の発言があなたの気持ちを揺さぶるかもしれません。あるいは、さあ寝ようとしていたところに仕事のメールが入り、翌朝以降にトラブルが起きそうな予感をかき立て、大きなストレスとなることもあるでしょう。

私も2度、3度とそんな経験をして以来、今では20時以降はメールもＳＮＳも見ないというルールを徹底しています。

正直、**夜遅くに届くメールの大半は無用のトラブルを知らせる悪魔のメールです。**しかも、深夜に対処して業務上のトラブルが解決することはめったにありません。医療の現場からの緊急事態であれば、必ず電話がかかってきます。

夜、寝室で目にしてしまったところで対処できない内容のメールによって眠る前の気持ちを乱されるくらいなら、朝になってからまとめて対応するのが賢いやり方です。

ぐっすり眠るためには、副交感神経が優位になっていることが不可欠。寝る間際までメールのやり取りをし、仕事のことを考えていては、いつまでも交感神経が優位になり、眠れなくて当たり前です。

「ああ、気持ちいいな」という感覚で入眠するためにも、スマホやタブレット、パソコンと距離を置きましょう。枕元でスマホを充電する習慣があると、ついつい「寝る前にもう一度だけメールチェックを」となりがちです。それによっていらぬ光を目に入れ、交感神経を刺激し、さらにメールの内容でイライラしてしまったら、一気に睡眠の質は下がってしまいます。

今日からでもスマホの充電場所を寝室の外にしてしまいましょう。

そして、寝る前の1時間は暗めの光の中で、ゆっくりと明日の準備をするように心がけてください。明日の朝、着る服を用意するのもいいでしょう。

## ●朝、太陽の光を浴びる

朝、スッキリした目覚めを手に入れるために太陽の光を浴びましょう。

これは自律神経の観点から見ても非常に重要な習慣で、太陽の光は交感神経を刺激する作用のあるセロトニンの働きを促進します。

**もし、朝起きても「なんとなく疲れが取れていない」と感じたら、カーテンを開けて日光を浴びてみてください。**

自律神経が刺激され、脳が覚醒。心も体もスッキリしていくはずです。

朝、1日の自律神経のリズムを整えるのは非常に重要なことで、仕事にも好影響を与えてくれます。

朝、すっきりと目覚めることができれば、午前中の交感神経が優位の状態でクリエイティブな仕事をこなすことができ、夕方に向けて副交感神経が優位になっていく時間帯には体を動かす単純作業での効率が上がります。

1日の自律神経のリズムは、午前は交感神経優位、昼から夕方にかけて副交感神経の働きが上がり始め、夜には逆転し、寝る前にリラックス状態に入っていきます。

午前、午後で仕事を分け、家に帰ったらリラックスして眠る準備をする。簡単なことですが、この自律神経のリズムに合わせて生活するだけで、疲れにくくなり、仕事の質、睡眠の質が格段に向上します。

## ●もしかして不眠症？　と悩んでいるなら次のポイントをチェック

「不眠症かも？」と思う感覚は人によって異なると思いますが、医学的な不眠の定義を挙げるとすると、次のようになります。

**◉入眠までに2時間以上かかる**
**◉睡眠中、2回以上目が覚める**
**◉起きたとき、スッキリしない、だるい**
**◉予定より2時間以上早く目覚める**

このうちのどれか1つでも当てはまり、それが週2回、1か月以上続くならば不眠症の症状かもしれません。

睡眠環境の改善を行いつつ、専門家のいる病院を受診することも選択肢に入れましょう。

## ●快適な睡眠を作り出す睡眠環境の作り方

寝る前に副交感神経の働きを高め、「ああ、気持ちいいな」という感覚で眠りにつけること。そして、目覚めたときに「ぐっすり眠った」「疲れが取れた」という感覚になること。質の良い睡眠に必要な2つの感覚を満たすための睡眠環境の作り方を紹介します。

部屋のレイアウト、照明、音楽、寝るときの服装、目覚まし時計など、細かなポイントをいくつも取り上げますが、共通する狙いは眠る前に副交感神経の働きを高めることです。あなたの寝室の様子を思い描きながら読み進めていただき、すぐに実践できるポイントがあれば取り入れていきましょう。

## 眠りを快適にする！①
# リラックスできる部屋の環境づくり

スマホのモニターの灯りに頼るのではなく、柔らかい光で調光可能な間接照明を使いましょう。

部屋を真っ暗にして眠ると、夜中に水を飲みたい、トイレに行きたいとなったとき、ベッドや他の家具に体をぶつけ、痛みで本格的に目覚めてしまう可能性があります。

また、私たちは本能的に真っ暗闇に対して不安を感じるので、安眠できるようでいてじつは交感神経の働きを高め、寝付きにくくしてしまうことに。**ぼんやりと明るい間接照明をうまく活用していきましょう。**

ちなみに、スポーツ観戦をした後や会社で上司から叱責された後など、興奮の良し悪しは別にして大きく感情が動いた日の夜は、クラシックや環境音楽などゆったりした気分になる好きな音楽をかけると副交感神経の働きが高まり、気持ちを落ち着けてくれます。

副交感神経の働きは、音楽を聞き始めてすぐに上がり、聞き終えた10分後にピークを迎えます。寝付けないときは、ごく小さな音量で音楽を流しながら眠りにつくのも効果的です。

**大切なのは、寝室から「不安」を感じる要素をなくしていくこと。**

目覚まし時計には「朝、寝過ごすかも」という不安を遠ざける安心感があり、私は電波時計を使っています。

間接照明で暗闇という不安要素を、音楽によって興奮で眠れないという不安要素を、目覚まし時計で寝坊するかも……という不安要素を遠ざけましょう。

眠りを快適にする！②

# 締め付けないゆったりとした服装

あなたはどんな服装で眠っていますか？

じつは想像以上に、寝るときの服装は重要です。

**私は少し引っ張れば落ちるくらいの締め付けがすごくゆるい短パンを愛用しています。**

海外では一定層、パンツもはかずに裸でベッドに潜り込み、そのまま寝る人たちがいます。日本人の感覚からすると、恥ずかしさを感じるかもしれません。しかし、自律神経のバランスを整えるという意味では、体のどこも締め付けず、血液の流れも妨げないので非常に理に適っているのです。

一方、日本では年代に関係なく、上下のスウェットやジャージで寝ている人が少なくありません。気軽に購入することができて、洗濯も簡単で、利便性は高く、家着にはちょうどいいでしょう。ただし、寝るときのウェアとしては腰回りのゴムの締め付けが強すぎます。

腰回りをキュッと締め付けるので、血液の流れが滞るだけでなく、膀胱を圧迫。尿意によって夜中に目覚める一因にもなります。

とはいえ、裸で過ごすのも現実的にはなかなか実践するのが難しいかもしれません。そこで、オススメなのが腰を締め付けない紐タイプのズボン。

ノーパンでゆるいズボンという組み合わせが、血液の流れを妨げず、質の良い睡眠を取るには有効です。

もちろん上半身も締め付けのないゆるめのTシャツなどを選びましょう、睡眠時は徹底的にだらっとリラックスできるウェアにこだわることです。

また、**シーツや布団、毛布は肌触りを重視して選びましょう。**好みは人それぞれなので、この商品が最適とは言えませんが、値ごろ感よりも肌に触れて気持ちのいい素材を追求してください。

できればネットショッピングで済ませるのではなく、店頭で実際に手触り、肌触りを確認すること。ベッドや布団は1日の約3分の1の時間を過ごす場所ですから、それなりのこだわりとコストをかけて当然です。

眠りを快適にする！③

# リラックスできる香りを漂わせる

私たちの五感（視覚、聴覚、触覚、味覚、嗅覚）は、無意識のうちに自律神経に大きな影響を与えています。例えば、ウォーキングをするときも街中よりも公園に行き、緑が鮮やかな木を見て、風に揺らぐ葉の音に耳を澄ませながら歩いた方が高いリラックス効果を得られます。

嗅覚に関しても同じことが言えます。**心地よい香りは気持ちを安らかにし、副交感神経の働きを高めてくれるのです。**

ですから、寝る前に好きな香りを嗅ぐことでほどよいリラックス効果が得られます。香りの種類は特に関係なく、自分のお気に入りであれば効果が期待できます。

ただし、**冷え性の人には血流を上げる効果が認められている柑橘系の香りがオススメです。**

最近はルームディフューザーやキャンドルなど、アロマ関連の商品が数多く販売されています。ストレスにさらされた日や疲れを感じる夜は、香りの力をうまく活用しながら心身を落ち着かせましょう。

# すっと眠れて、パッと起きられる！疲れが取れる「寝室」の作り方

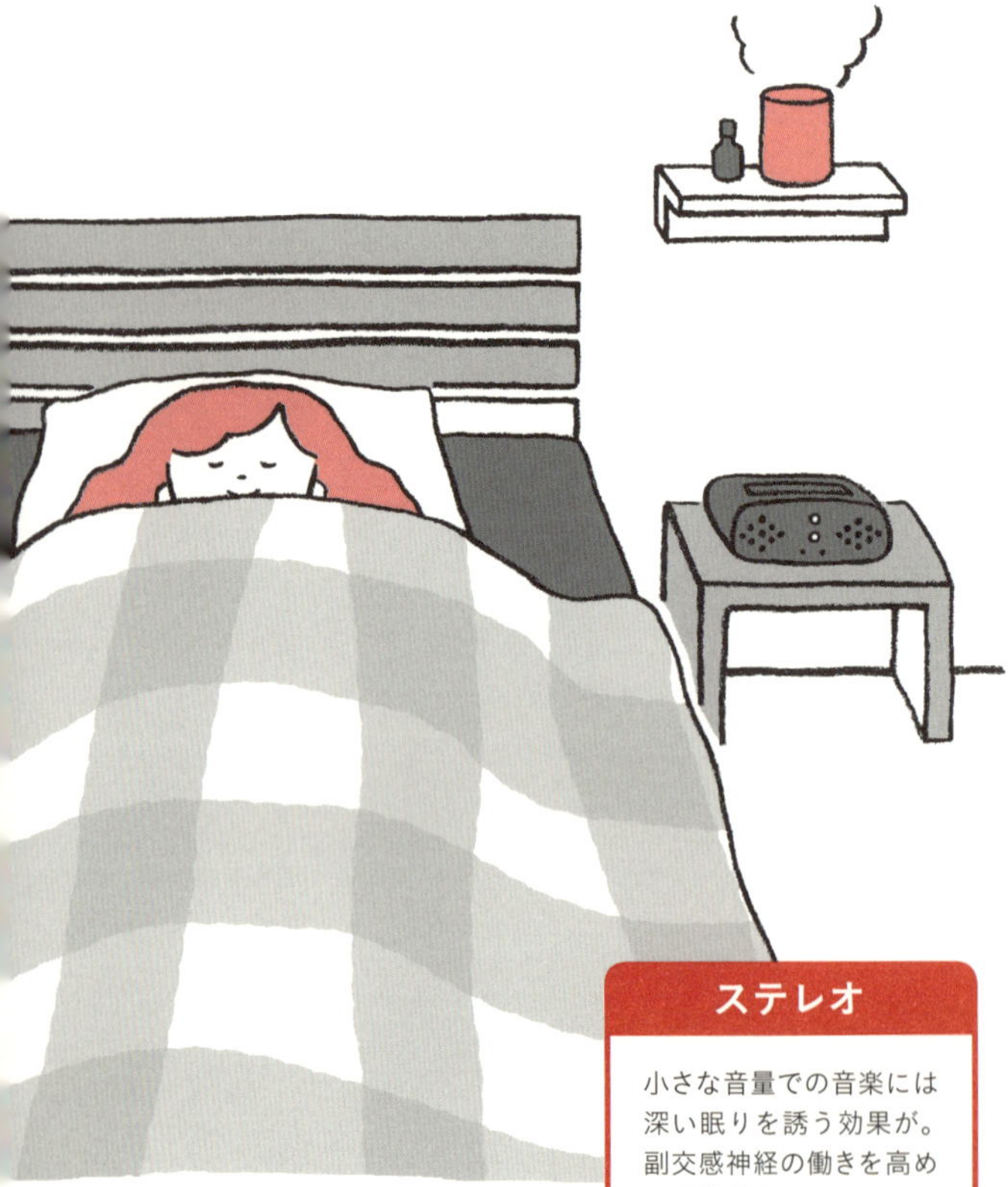

**間接照明**

夜中にトイレなどに起きたとき、部屋が真っ暗では不安が高まります。柔らかな間接照明で不安を取り除きましょう。

**香り**

嗅覚をリラックスできる香りで刺激すると、眠りに入りやすくなります。お気に入りの香りを用意しましょう。

**ステレオ**

小さな音量での音楽には深い眠りを誘う効果が。副交感神経の働きを高める環境音楽やクラシックを流しましょう。

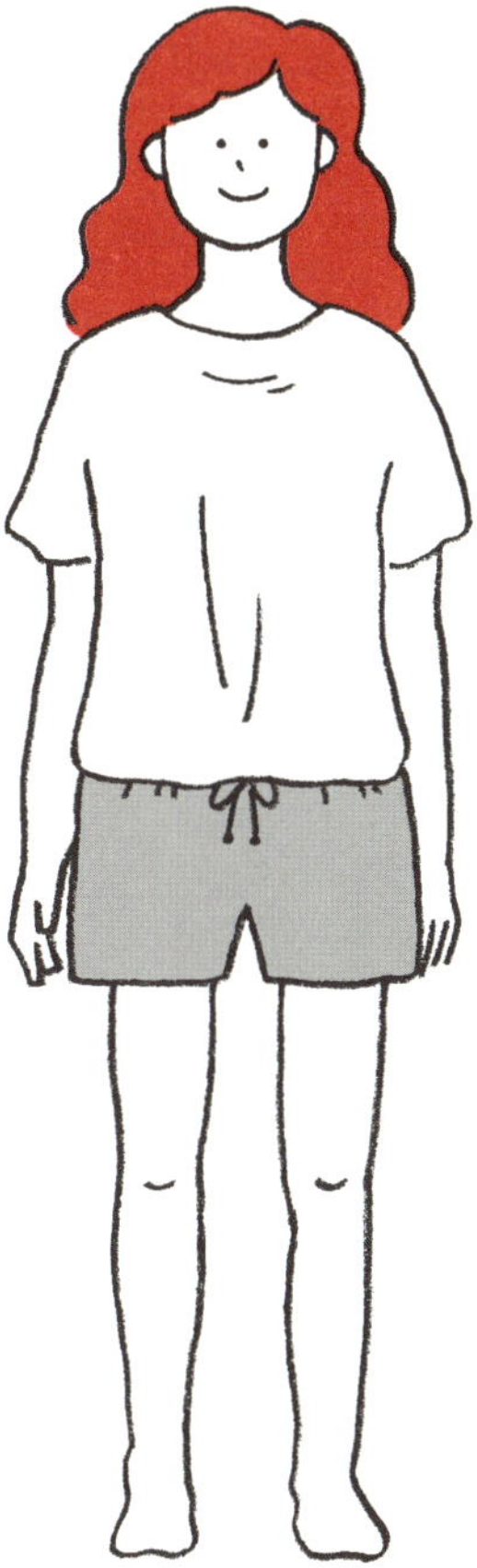

## 寝るときの服装

締め付けのないゆるめのTシャツを。睡眠時は徹底的にだらりとリラックスできるウェアを選びましょう。

## 電波時計

スマホは寝室に持ち込まず、目覚まし時計を。時刻のズレない電波時計なら、寝過ごす不安を取り除いてくれます。

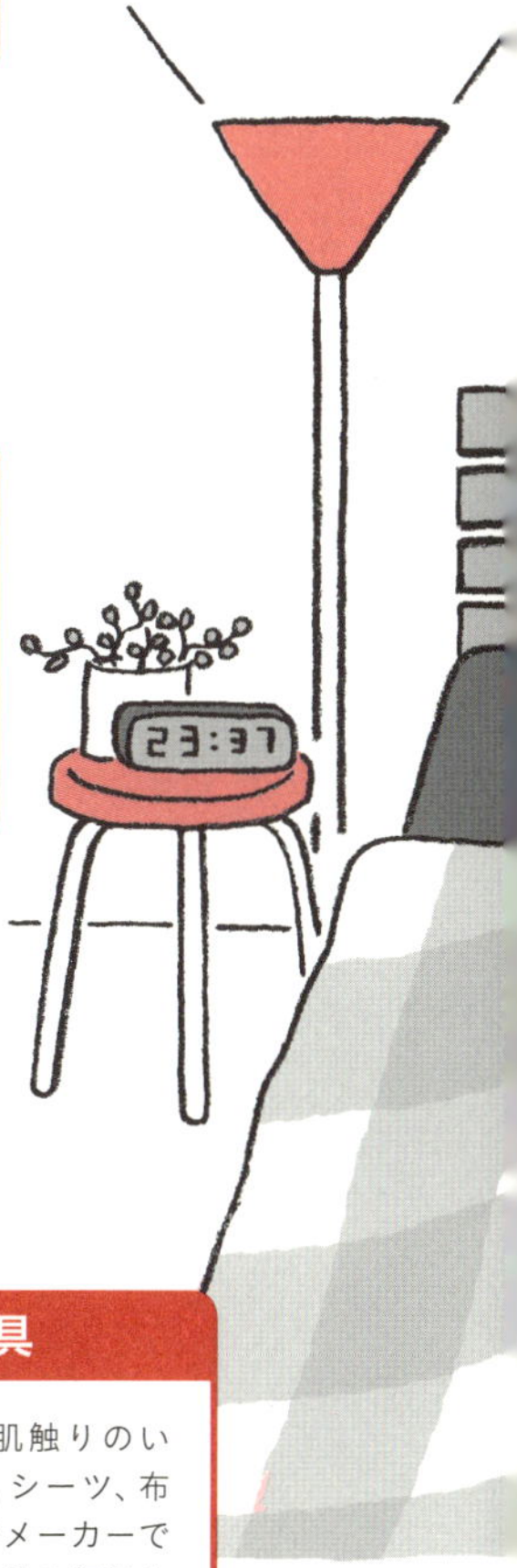


## パンツ

血液の流れを妨げない腰回りの締め付けのないウェアを。紐タイプのズボン＋ノーパンでの就寝がオススメです。

## 寝具

自分好みの肌触りのいい枕カバー、シーツ、布団を。価格やメーカーではなく、肌触りの気持ちよさで選びましょう。

# 3. イライラ、がっかり…心が乱れたときはこの5つの動きを！

最後に、あなたがストレスを受けたとき、すぐに実行することができ、即効性のある心を整えるテクニックを5つ紹介します。すべて私も実践している方法です。

もちろん、すべてを生活習慣に取り入れる必要はありません。あなたの感じている「悪い疲れ」の原因と照らし合わせ、読みながら「効果がありそう」と感じたテクニックを試してみてください。

実際に試してみて、「いいかも」という感覚が得られたら、生活に取り入れ、習慣化していきましょう。

ストレスを感じたときに受け流すことができるようになり、自律神経が整い、「悪い疲れ」を遠ざけてくれます。

## 心を整えるテクニック①
## 1日の終わりに――専用ノートに感情を書き出す

精神的な疲労からくる「悪い疲れ」がなかなか取れない理由の1つが、ストレスの原因を明らかにしないまま我慢してしまうことです。

なんとなくイライラしているけれど、何にイライラしているのかがはっきりしない。そんなふうにあなたにとってのストレッサーを自覚せずにいると、日々「悪い疲れ」が増えていくことになります。

**そこで、オススメしたいのが「3行日記」を書くことです。**これは私がアイルランドの病院で一緒に働いていた医師から学んだメンタルコントロールのテクニックで、1日の終わりに簡単な日記を付けるというもの。

やり方は簡単です。
1日の最後に、次の3つの点について、1行ずつ日記を付けます。

**❶今日、一番イヤだったこと**
**❷今日、一番うれしかったこと**
**❸明日の目標**

例えば、こんな感じです。

**例1**

**❶今日、一番イヤだったこと／上司が取引先からのクレームにカリカリきて、こちらに理不尽な怒りをぶつけてきてムカついた。**
**❷今日、一番うれしかったこと／その影響でムカムカしながら仕事をしていたら、先輩がホットコーヒーを差し入れてくれた上に「大変だなー」と気遣ってくれた。**
**❸明日の目標／自分も先輩みたいに周囲を気遣えるように過ごしたい。**

**例2**

**❶今日、一番イヤだったこと／介護している父親が勝手にイライラしていて、食事を運んでも、トイレに行くのを手伝っても、「ありがとう」のひと言もない。**
**❷今日、一番うれしかったこと／ヘルパーさんが「大変ですよね」と気持ちを察しつつ、「1人の時間を持つのが大事ですよ」とアドバイスしてくれてうれしかった。**
**❸明日の目標／30分だけでもゆっくりお茶を飲み、読書する時間を作る！**

書き出す3つの順番にも意味があります。

最初に嫌だったこと、つらかったことを吐き出すのは、あなたが何にストレスを感じたのかを知るためです。

毎日繰り返すことで、あなたの抱えている「悪い疲れ」の原因がどのあたりにあるのかがはっきりしてきます。

人間関係なのか、経済的な悩みなのか、漠然とした不安感なのか。いずれにしろ、ストレッサーが見えてくると対処の仕方もわかってきます。

例えば、職場にいるパワハラ的な言動の多い上司がストレッサーになっているのなら、「できるだけ距離を取り、なるべくかかわらないようにする」「パワハラ的な言動を記録して、信頼できる別の上司に報告する」「同じ被害を受けている同僚と連携する」など、何らかの具体的なアクションを起こすことができるでしょう。

もちろん、そこまでの行動を起こさずとも、文章として書き出すことで、これまで抱え込んでしまっていたストレスを発散することができます。

実際、心理学の研究では、ネガティブな感情を書き出すとストレスが軽減されるという報告がなされています。

そして、イヤだったことの次に良いことを書くのは、気持ちを切り替えるためです。3行日記を習慣化すると、この1行の文章を書くために、あなたは1日の出来事の中から良いことを探すようになります。

すると、イヤなことばかりではなかったことに気づき、冷静さを取り戻すことができるのです。

**最後に明日の目標を書くことで、未来に目を向けてすっきりした状態で1日を終えることができます。**3行日記は非常にシンプルですが、ストレスを軽減し、自律神経を整える効果があります。

ちなみに、日記を書くときに気をつけて欲しいのは、**自分の気持ちを偽らないことです。**

ＳＮＳへの投稿ではなく、他の人は誰も見ない手書きの日記ですから、飾らぬ本音を綴りましょう。

イヤなことはどれだけイヤだったのかをはっきりと、うれしかったことも素直に、明日の目標はどんな些細なものでもかまいません。言葉が汚くなっても気にせずに、思うままにストレスを書き出してしまいましょう。

また、１年日記、３年日記など、長いスパンで付けられる日記帳を使うと、同じ時期の過去にあなたがどんな状況にあって、どんなストレスを抱え、何に喜んでいたかを振り返ることができ、さまざまな気づきが得られます。

私は５年日記帳を使っていますが、そのときそのときに感じていたイヤなことのほとんどは、１年後には「こんなことがイヤだと感じていたのかー」と思えるくらいの出来事だと気づけました。

日記を継続しなくてはならない……というプレッシャーがストレスになることもあるかもしれませんが、書き忘れた場合は次の日にまとめて書いても構いません。あまり難しく考えずに、気軽に始めてみてください。

心を整えるテクニック②

# なんとなくだるいとき――ミルクティを飲んで仮眠する

昼寝をするのは怠け者というのは、昔の話です。今は仕事のパフォーマンスを上げる効果が認められ、昼寝の時間や施設を積極的に導入する企業も増えています。

実際、ハーバード大学医学大学院の研究によれば、眠いまま仕事を続けても効率は上がらず、短気、イライラ、集中力の欠如、不機嫌などを引き起こすことがわかっています。眠いままの頭で「疲れたな」と思いながら仕事をしても、効率は上がりません。

**日中に疲れと眠さを感じたら、積極的に仮眠を取るように心がけましょう。**

ただし、あまり長時間ぐっすり眠っては、リズムが崩れてしまいます。

「昼寝をしたせいで、夜になっても眠れない」「寝るのが遅くなってしまって、睡眠不足」となってしまっては本末転倒。理想の仮眠時間は、30分以内です。

この30分を充実させ、眠気と疲れを取り、すっきりと目覚めるためにはちょっとした工夫が必要です。仮眠の前に、早く眠りに入ることができ、目覚めがすっきりする飲み物を飲みましょう。

私はミルクティーを飲むようにしていますが、コーヒー派の人はカフェラテでもかまいません。

大事なのは、眠りに入りやすくする「トリプトファン」（ミルクに含まれる）という物質と、目覚めるために必要な「カフェイン」（紅茶、コーヒーに含まれる）の両方が入っていること。この2つの物質が入った飲み物を飲んで仮眠を取ると、15分程度で目覚めてもすっきり感が得られます。

私は新幹線に乗るときなど、よくこの方法を使っています。質の良い仮眠が取れて頭がすきっとしたところで、カバンから書類を取り出し、仕事を始めると驚くほど効率よく片づいていきます。

心を整えるテクニック③

## 気ぜわしい毎日が続くとき――1対2の呼吸でリラックスする

私の研究室には、末梢血管の血流を測定できる「ドップラー」と呼ばれる機器があります。これを使って呼吸と血流の関係を調べてみると、改めて呼吸を意識することの大切さが見えてきました。

というのも、呼吸を止めた瞬間、末梢血管の血流は一気に落ちていきます。ところが、その後、呼吸を再開すると瞬く間に血流は回復するのです。

**ストレスの多い毎日を送っている人は、どうしても速くて浅い呼吸が当たり前になっています。**また、緊張する場面が多い人は無意識のうちに一瞬ですが、呼吸を止めていることもあります。

それでも息苦しさを感じることはないため、自分の呼吸の乱れに気づくことはありません。ところが、速くて浅い呼吸は、交感神経を刺激し、心身を緊張モードにしてしまいます。血管は収縮、血液の流れも悪くなるのです。

**そんなときオススメしたいのが、「1：2（ワンツー）呼吸法」。**ゆっくりとした呼吸によって副交感神経の働きを高め、自律神経のバランスを整えることができます。

「1：2呼吸法」のやり方は、とても簡単です。

**❶ 3～4秒間、鼻から息を吸う**
**❷ 6～8秒間、口をすぼめて、口からゆっくり吐く**
**❸ これを5～7回繰り返す**

息を吐く際は、なるべくゆっくり長く吐くことを意識してください。そうすることで、頸部にある圧受容体というものが反応し、副交感神経を効果的に高めることができます。

また、息を吸い込むときは鼻呼吸で行うようにしましょう。

なぜなら、鼻呼吸の場合、粘膜や毛などの物理的障害物により、空気中のホコリや病原体を排除することができるからです。乾燥した空気に適度な湿度も与えてくれます。

3〜4秒かけて鼻から息を大きく吸うときは、横隔膜を大きく広げるイメージを持ちましょう。

続いて、吐くときは、吸うときの倍、6〜8秒かけます。お腹をへこませながら、口から細く、長くゆっくりと吐いていくのがコツです。

感情の乱れに気づいたとき、自分がイライラしていると感じたときなど、「1：2（ワンツー）呼吸法」を2、3分（5〜7回）続けると、副交感神経の働きが高まって血流がよくなり、不思議と気持ちも落ち着いていきます。

心を整えるテクニック④

## 気持ちよく1日をスタートさせたいとき――クローゼットを整理する

自律神経が乱されない環境を作ることも、心を整えるテクニックとなります。

そのために有効なのが、不必要な物を減らすことです。特に効果的なのは、洋服の整理。

クローゼットを開けてみて、「これはいつか着るかな……、こっちはもう着ないかな……」と迷うものは、どんどん捨てていきましょう。

仕事のみならず、人生は選択の連続です。

**しかし、自律神経のバランスという見方からすると、AかBかCか、どちらがいいかを迷いながら何かを選ぶ作業はストレス以外の何ものでもありません。**「選ばなきゃいけない」という状況そのものが自律神経を乱すのです。

とはいえ、仕事をしていれば重要な決定を下す場面に遭遇しますし、今夜は何を食べる？というメニュー選びから、この人にプロポーズして受け入れられるだろうか？という重大事まで、プライベートでも選択は連続していきます。

ですから、せめて日常的な選択の回数を減らし、ストレスフリーな環境を作っていきましょう。毎朝、クローゼットを開けて「今日は何を着ていこう」と悩むのは無駄なストレスです。

私は何年も前から「基本的にはワイシャツは白しか着ない。スーツは黒」と決めています。ワイシャツは白、スーツは黒。こう決めておくと、服選びが本当に楽になり、ストレスを感じなくなりました。

もちろん、特別な日は白以外のシャツを着ることもあります。ただ、普段は何も悩むことなく、オートマチックに白いシャツと黒いスーツを着用するようにしています。白いシャツと黒いスーツなら、どんなネクタイでも合いますし、どんな席に呼ばれてもとりあえず格好はつきます。

これはクローゼットを「白いシャツと黒いスーツで統一しなさい」という話ではありません。人によっては、毎朝の「着る服を決める」という選択がストレスになり、朝から自律神経を乱すことになってしまうのです。

オシャレを楽しみたい。シャツとネクタイのコーディネートを研究するのが趣味という人は、自発的に着る服を決めることができ、朝のひと時がワクワクする時間になるのでしょう。

でも、「毎朝、服を選ぶのが面倒」「服を買いに行っても、何を選べばいいのかわからない」というタイプの人は、私の「白いシャツと黒いスーツ」のようなルールを決めておきましょう。

私が服選びのルールを決めているのは、**「考えるべき問題」と「考えることなく、オート**

**マチックにしておくべき問題」をはっきり区別しているからです。**

重要な事柄については、しっかり、じっくり考え、選択していきます。しかし、「服選び」は私にとってさほど重要な事柄ではありません。

あなたにも「考えることなく、オートマチックにしておくべき問題」があるはずです。そういった選択については徹底的にルール化し、ストレスを軽減するように心がけていきましょう。それが「考えるべき事柄」に十分なエネルギーを注ぐことにつながります。

ちなみに、私たちの感じ方というのはおもしろいもので、自律神経のバランスが整っているときは、多少部屋が散らかっていようが、いらない服でクローゼットがギュウギュウになっていても、さほど気になりません。

ところが、ストレスを受け、「悪い疲れ」が溜まっているときほど、散らかった部屋や混乱したクローゼットが気になります。朝、出かけようとしてクローゼットを開けただけで、イライラし、一気にやる気を失ってしまうことにもなるでしょう。

ですから、「明日は重要な会議がある」「苦手な相手との打ち合わせがある」「大勢の人の前でプレゼンをしなければならない」など、ストレスを感じる気が重い予定があるときほど、自分の周囲を片づけて、余計なストレッサーを排除しておくべきです。

## 心を整えるテクニック⑤

# 心底、疲れたとき――空を見上げて、「ま、いいか」

「悪い疲れ」が蓄積してしんどいとき、「空を見上げて、『ま、いいか』と一息つきましょう」とアドバイスされたら、あなたはどう感じるでしょうか？

「そんな気休めを言って……」とがっかりするかもしれません。

「そう言えば、最近、空を見ていなかったな」と素直に受け入れてくれるかもしれません。

いずれにしろ、「空を見上げること」「ま、いいか」と一息つくことには、大きな意味があります。

**私たちはひどく疲れているとき、気分が滅入っているとき、自然と背中を丸めてうつむきがちになります。**

ストレスがかかると戦闘態勢を取るために猫背となって、平常時には遠くを見渡すために背筋が伸びる。これは人間に本能として備わっている反応です。

例えば、急に人前で喋らなければならないようなとき、ついつい背中が丸くなり、声も小さくなってしまいます。ストレスを受け、身体を丸めるのは防衛本能ですから、これは自然なこと。

**ただ、おでこが地面に向き、視線も下になった姿勢でいると、気道が押されて狭くなり、呼吸が浅くなっていき、自律神経のバランスが乱れます。**

呼吸の重要性はここまで何度か触れてきた通りで、浅く早い呼吸が続くとますます気分が落ち込むだけでなく、酸素が十分に取り入れられないため、質のいい血液を体のすみずみまで届けることができなくなります。

それが空を見上げるというアクション1つで変わります。おでこは天に向かい、視線も上がり、気道が開くからです。

「空が真っ青だな」
「飛行機雲があるな」
「夕焼けがきれいだな」

そんなことを感じ取って、「ま、いいか」と一息つけば、囚われていた心配事や緊張から解放され、副交感神経の働きが高まります。

# おわりに

## 1週間限定で、生活のリズムを変えてみよう

「慢性的な疲れが溜まっている」「会社に行くのがつらい……」と感じているようなら、生活の流れそのものを変える小さな実験を始めてみる時期がきているかもしれません。

ビジネスパーソンも家庭を守る主婦と主夫の皆さんも、しんどさを感じながらも同じ生活の流れを続けていることで「悪い疲れ」を積み重ねています。

そんなときは、思い切って生活のリズムを変えることがオススメです。

## おわりに

とはいえ、いきなり仕事を変える、引っ越しをするなど大胆な環境の変化を実現するのは難しいもの。そこで、1週間だけ小さな実験として生活のリズムを変えてみるのはどうでしょうか。

例えば、こんな実験で生活の流れを軌道修正することができます。

- **「この1週間だけ」と決めて毎朝5時に起きる早起き習慣を試してみる**
- **1週間、近所の神社に寄ってから出社してみる**
- **1週間限定で、値段を気にせず、毎日本当に食べたいランチを楽しむ**
- **1週間、行きも帰りもいつもとは違う駅、違う路線を使って通勤してみる**

そして、あなたを取り巻く身近な環境に対して、自発的な変化を加えたら、心身にどんな影響が出るのかを観察しましょう。

目に見えるもの、出会うものが変化し、気分も変わってくるのがわかるはずです。

私は、50代半ばに差しかかった頃から、残りの人生を意識するようになりました。

大げさに思うかもしれませんが、中高年世代は毎日が勝負です。

# おわりに

表向きは「俺の人生こんなもんだよ」「私なんか、そこそこでいいのよ」と言っている人も、心の片隅ではより良い毎日がやってくる可能性を信じているはずです。

後半戦に入った人生を、いかに豊かに充実したものにしていくか。

そう考えたとき、「悪い疲れ」とのつき合い方を学ぶのは非常に重要なことです。そこで、本書ではストレッチやメンタルテクニック、生活習慣の改善など、さまざまな方法を提案してきました。

ここまで読んでくださったあなたは、「悪い疲れ」を軽減するためのたくさんの知識を身につけています。

しかし、忙しい日常に戻ると、なかなか実践に至らないかもしれません。

「寝室にスマホを持ち込まないと自律神経のバランスが整うのか……でもなあ……」

「オフィスでのストレッチ、いいのはわかるけど、慌ただしくて忘れちゃいそう」

「3行日記か。昔から3日坊主だからな……」

これまでなんとなく作り上げてきたルーティンや毎日のペースを崩すのは、面倒なもの。その気持ちは私もよくわかります。けれど、いくら知識を増やしても、実践していかないと変化は起きません。

休むより動け!

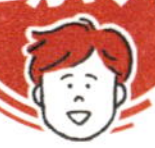

# 50代になったある夏、早起きの効能を実感した

例えば、自律神経の研究をしていれば誰もが「早起きは心身に好影響をもたらす」ことを知っています。当然、私も知っていました。しかし、30代の頃から実践できていたかと言えば、そんなことはありません。

早起きの効能を実感したのは、50代になってからです。

ある夏、学会でタイに出張することになりました。

前日の夜に東京で講演を終え、羽田空港発の深夜便で朝5時にタイへ到着。一見、シビアなスケジュールです。

ところが、早朝に到着したタイではいつもより心身が好調でした。時間的な余裕があり、気持ちにゆとりが生まれ、万全の体勢で学会に参加。すばらしい達成感を得ることができたのです。

## おわりに

この体験が忘れられず、私は帰国後に生活のリズムを変える小さな実験を始めました。

**それはこれまでより1時間早く眠り、1時間早く起きる生活です。**

実験を始めて真っ先に感じたのは、「1日が長くなった」という変化でした。誰にも邪魔されない朝の1時間は、昼の3時間に匹敵するほど、マイペースに物事を進めることができます。

その結果、1日の時間が有効に活用できるようになり、仕事にもプライベートにも好影響が出ました。

また、目に映る世界も変わります。

早起きくらいで大げさな……と思われるかもしれませんが、時間の足りない慌ただしい朝は、急いで身だしなみを整え、職場へ向かったり、家事に取り組んだりするだけで精一杯です。

ところが、1時間の余裕があると普段は目の行かない街路樹の木々や飛び交う鳥、ご近所の軒先の花々などを眺める余白が生まれ、四季の変化に敏感になります。すると、日常が輝きだし、毎日がドラマチックになるのです。

1日の時間は24時間。平等に与えられていると言われますが、小さな実験を経て、早起きを習慣化した今の私はそう思いません。

**24時間は使い方次第で長くも短くもなります。**

もし、あなたが精神的なストレスから来る「悪い疲れ」に悩んでいるなら、「この1週間だけ毎日7時に会社に行く。そのために5時半に起きる」という小さな実験を始めてみてください。

自発的にアクションを起こすことが、疲れが溜まりがちだった生活の流れを変える第一歩となるはずです。

# 気分が悪いときにどう動くかが大事

一般的には「今日は気分が良いから、散歩に出かけよう」「気力が充実しているから、ジョギングをしよう」と考える人が多いと思います。

悪いことではありませんが、**気をつけたいのは気分が悪いときの過ごし方です。**気分が良くなるまで待ってから……と家でだらだらと過ごしていては、一向に気持ちが切り換わりません。

これは人生の流れも同じで、「今は潮目が悪いから耐えるとき」「こんな状況はいつまでも続かないから」と我慢するのは大人な態度だと言えます。しかし、それで心身が不調になり、医師の助けが必要になってしまうくらいなら、その前に状況を変える手を打ちましょう。

「仕事がきつくてたまらない」「上司と折り合いがつかず、相談できる仲間もいない」と追い詰められているなら、転職を。

「介護疲れでこちらが倒れそう」「子育ての最中、イライラして手が出そうになる」といった心理状態なら、公的なサービスや他の家族の助けを借りるなど、状況を変える選択肢を真剣に検討しましょう。


**思い切った決断を下すためには、自分との対話を大切にすることです。**


「残りの人生も『悪い疲れ』を背負い込み続ける環境で生きるのか？」

「このまま働いていて、定年間近に後悔することにはならないか？」

「今ならまだ何かを変えられるのではないか？」


そんなふうに悩みの本質と向き合えば、環境をがらりと変える選択肢を選び取る勇気が湧いてくるはずです。

そして、より身近なしんどさ、つらさにはオフィスや家事の合間でのストレッチのような逸らすテクニックが有効です。

## おわりに

私の場合、仕事が忙しくてストレスが溜まりそうなときは、30分ほど時間を作って近くの公園や学生時代に通っていた喫茶店へ足を運びます。

お茶を飲んで懐かしさに浸り、寛いで心身をリラックスさせるのです。もちろん、休憩しただけなので溜まっていた仕事が片づくはずもありません。それでもリラックスしたことで、自律神経のバランスが整い、残っている仕事をこなすだけのエネルギーは戻ってきます。

「リラックスしたいから、散歩する」

「気持ちを一新するため、旅に出かける」

**「悪い疲れ」を作り出す流れから離れるためには、良い状態になるのを待つのではなく、自分から動き、変化のきっかけを作りにいく発想が必要です。**

# あなたの笑顔で大切な人たちを元気に

1つ1つの小さな実験がうまくいった経験が積み重なると、少々のストレスは苦にならなくなります。むしろ、どうやって受け流してしまおうかとワクワクするでしょう。

そうやって自発的に動き、休み方を変え、「悪い疲れ」から解放されると自分の生き方を自らコントロールしているという自信が生まれます。

自信はあなたに余裕を与え、表情には笑顔が増えることでしょう。

それはあなたの周囲にいる大切な人たちにも好影響を及ぼしていきます。

私は医師として、日々多くの患者さんと接していますが、「**医者が笑顔でいると、患者さんの治りがよくなる**」ということを実感しています。

医師の仕事は、検査や薬の処方、手術など、直接的に治療することだけではありません。患者さんの不安を取り除き、自律神経を整えることによって、治りやすい状態に導くという間接的な働きかけも、治療のうちです。

診察室に入ってくるとき、患者さんはたいてい深刻な顔をしています。それは当然です。自分の体がどうなってしまうのか、この不調の原因はどこにあるのか。不安でいっぱいなので、自律神経も乱れています。

そこで私は医師として、まずは自分が笑顔を浮かべることによって、診察室が自律神経の整う空間になるよう心がけています。

私たちの心身はとても敏感で繊細です。

こちらが笑顔で接すれば、相手も笑顔になり、患者さんの乱れた自律神経は整います。実際、軽い症状の患者さんであれば、笑顔で接し、相手の不安を取り除くような言い方をするだけで、快方に向かうこともあるのです。

「悪い疲れ」を遠ざける力を手に入れたあなたは、きっといい笑顔を浮かべられるようになっています。ぜひ、あなたの笑顔であなたの周囲にいる大切な人たちを元気にしていってください。

**「疲れ」が取れると人生が変わります。**

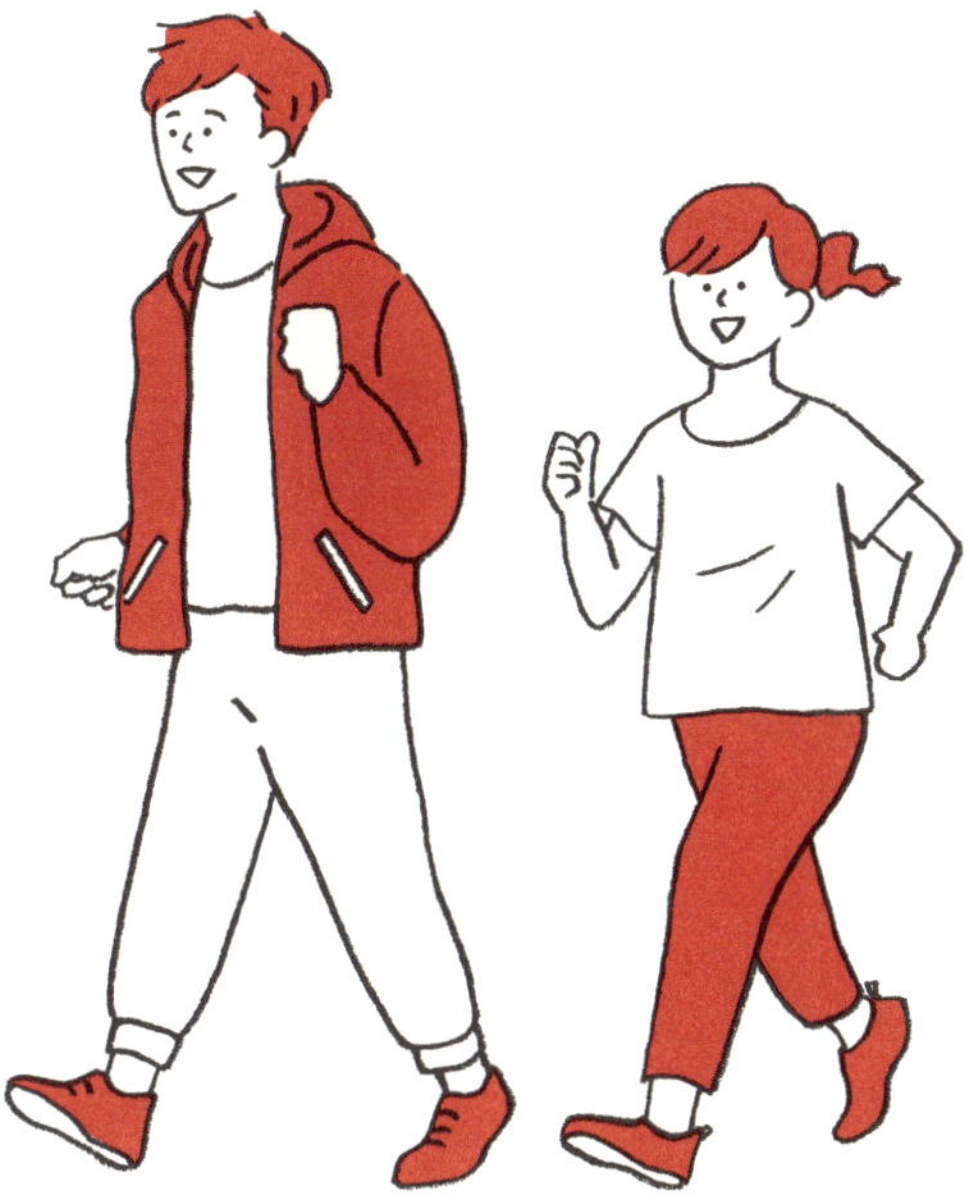

【著者略歴】

**小林弘幸**（こばやし・ひろゆき）

1960年埼玉県生まれ。順天堂大学医学部教授。日本体育協会公認スポーツドクター。

自律神経研究の第一人者として、プロスポーツ選手、アーティスト、文化人へのパフォーマンス向上指導に関わる。順天堂大学に日本初の便秘外来を開設した“腸のスペシャリスト”でもあり、みそをはじめとした腸内環境を整える食材の紹介や、腸内環境を整えるストレッチの考案など、様々な形で健康な心と体の作り方を提案している。

『なぜ、「これ」は健康にいいのか？』『死ぬまで歩くにはスクワットだけすればいい』『医者が考案した「長生きみそ汁」』など、著書多数。


**疲《つか》れたら動《うご》け！**

---

2019年 8月 1日 初版発行
2025年 3月27日 第5刷発行

---

発行 **株式会社クロスメディア・パブリッシング**
発行者 小早川幸一郎
〒151-0051 東京都渋谷区千駄ヶ谷4-20-3 東栄神宮外苑ビル
https://www.cm-publishing.co.jp
■本の内容に関するお問い合わせ先 …………………… TEL (03)5413-3140／FAX (03)5413-3141

---

発売 **株式会社インプレス**
〒101-0051 東京都千代田区神田神保町一丁目105番地
■乱丁本・落丁本などのお問い合わせ先 …………………… FAX (03)6837-5023
service@impress.co.jp
※古書店で購入されたものについてはお取り替えできません

---

カバー・本文デザイン 金澤浩二（cmD）
カバー・本文イラスト 藤原なおこ
印刷・製本 株式会社シナノ
本文構成 佐口賢作
DTP 荒好見（cmD）
ISBN 978-4-295-40312-8 C0030